普通高等教育"十一五"国家级规划教材
新世纪全国中医药高职高专规划教材

刺法灸法学

（供针灸推拿学专业用）

主　编　彭楚湘（湖南中医药大学）
副主编　高希言（河南中医学院）
　　　　宋晓平（新疆医科大学中医学院）
　　　　袁洪平（长春中医药大学）
主　审　张　缙（黑龙江省中医研究院）

中国中医药出版社
·北　京·

图书在版编目（CIP）数据

刺法灸法学/彭楚湘主编．-北京：中国中医药出版社，2006.6（2016.8重印）
普通高等教育“十一五”国家级规划教材
ISBN 7-80231-030-X

Ⅰ．刺…　Ⅱ．彭…　Ⅲ．①刺法-高等学校：技术学校-教材②灸法-高等学校：技术学校-教材　Ⅳ．R245

中国版本图书馆CIP数据核字（2006）第061252号

中国中医药出版社出版
北京市朝阳区北三环东路28号易亨大厦16层
邮政编码：100013
传真：64405750
河北欣航测绘院印刷厂印刷
各地新华书店经销
*
开本787×1092　1/16　印张13　字数244千字
2006年6月第1版　2016年8月第6次印刷
书　号　ISBN 7-80231-030-X
*
定价：16．00元
网址：www.cptcm.com

如有质量问题请与本社出版部调换

社长热线　010 64405720
读者服务部电话　010 64065415　010 84042153
书店网址　csln·net/qksd/

前 言

随着我国经济和社会的迅速发展，人民生活水平的普遍提高，对中医药的需求也不断增长，社会需要更多的实用技术型中医药人才。因此，适应社会需求的中医药高职高专教育在全国蓬勃开展，并呈不断扩大之势，专业的划分也越来越细。但到目前为止，还没有一套真正适应中医药高职高专教育的系列教材。因此，全国各开展中医药高职高专教育的院校对组织编写中医药高职高专规划教材的呼声愈来愈强烈。规划教材是推动中医药高职高专教育发展的重要因素和保证教学质量的基础已成为大家的共识。

“新世纪全国中医药高职高专规划教材”正是在上述背景下，依据国务院《关于大力推进职业教育改革与发展的决定》要求：“积极推进课程和教材改革，开发和编写反映新知识、新技术、新工艺和新方法，具有职业教育特色的课程和教材”，在国家中医药管理局的规划指导下，采用了“政府指导、学会主办、院校联办、出版社协办”的运作机制，由全国中医药高等教育学会组织、全国开展中医药高职高专教育的院校联合编写、中国中医药出版社出版的中医药高职高专系列第一套国家级规划教材。

本系列教材立足改革，更新观念，以教育部《全国高职高专指导性专业目录》以及目前全国中医药高职高专教育的实际情况为依据，注重体现中医药高职高专教育的特色。

在对全国开展中医药高职高专教育的院校进行大量细致的调研工作的基础上，国家中医药管理局科教司委托全国高等中医药教材建设研究会于2004年6月在北京召开了“全国中医药高职高专教育与教材建设研讨会”，该会议确定了“新世纪全国中医药高职高专规划教材”所涉及的中医、西医两个基础以及10个专业共计100门课程的教材目录。会后全国各有关院校积极踊跃地参与了主编、副主编、编委申报、推荐工作。最后由国家中医药管理局组织全国高等中医药教材建设专家指导委员会确定了10个专业共90门课程教材的主编。并在教材的组织编写过程中引入了竞争机制，实行主编负责制，以保证教材的质量。

本系列教材编写实施“精品战略”，从教材规划到教材编写、专家审稿、编辑加工、出版，都有计划、有步骤地实施，层层把关，步步强化，使“精品意识”、“质量意识”始终贯穿全过程。每种教材的教学大纲、编写大纲、样稿、全稿都经专家指导委员会审定，都经历了编写启动会、审稿会、定稿会的反复论证，不断完善，重点提高内在质量。并根据中医药高职高专教育的特点，在理论与实践、继承与创新等方面进行了重点论证；在写作方法上，大胆创新，使教材内容更为科学化、合理化，更便于实际教学，注重学生实际工作能力的培养，充分体现职业教育的特色，为学生知识、能力、素质协调发展创造条件。

在出版方面，出版社严格树立“精品意识”、“质量意识”，从编辑加工、版面设计、装帧等各个环节都精心组织、严格把关，力争出版高水平的精品教材，使中医药高职高专教材的出版质量上一个新台阶。

在“新世纪全国中医药高职高专规划教材”的组织编写工作中，始终得到了国家中医药管理局的具体精心指导，并得到全国各开展中医药高职高专教育院校的大力支持，各门教材主编、副主编以及所有参编人员均为保证教材的质量付出了辛勤的努力，在此一并表示诚挚的谢意！同时，我们要对全国高等中医药教材建设专家指导委员会的所有专家对本套教材的关心和指导表示衷心的感谢！

由于“新世纪全国中医药高职高专规划教材”是我国第一套针对中医药高职高专教育的系统全面的规划教材，涉及面较广，是一项全新的、复杂的系统工程，有相当一部分课程是创新和探索，因此难免有不足甚至错漏之处，敬请各教学单位、各位教学人员在使用中发现问题，及时提出宝贵意见，以便重印或再版时予以修改，使教材质量不断提高，并真正地促进我国中医药高职高专教育的持续发展。

全国中医药高等教育学会

全国高等中医药教材建设研究会

2006 年 4 月

普通高等教育“十一五”国家级规划教材
新世纪全国中医药高职高专规划教材
《刺法灸法学》编委会

主　编　彭楚湘（湖南中医药大学）

副主编　高希言（河南中医学院）

　　　　　宋晓平（新疆医科大学中医学院）

　　　　　袁洪平（长春中医药大学）

编　委（以姓氏笔画为序）

　　　　　卢　玉（遵义医药高等专科学校）

　　　　　刘月振（山东曲阜中医药学校）

　　　　　李进龙（河北医科大学中医学院）

　　　　　李铁浪（湖南中医药大学）

　　　　　易志龙（重庆三峡医药高等专科学校）

　　　　　唐云峰（湖南怀化医学专科学校）

　　　　　潘兴芳（天津中医药大学）

主　审　张　缙（黑龙江省中医研究院）

编写说明

新世纪全国中医药高职高专规划教材《刺法灸法学》是根据教育部《关于“十五”期间普通高等教育教材建设与改革的意见》的精神，为适应21世纪人才培养的需求，在全国高等中医药院校教材建设研究会的指导下，由湖南中医药大学等10所院校联合编写而成，供全国高职高专针灸推拿学专业使用。

全书分为上下两篇。上篇刺灸技术，主要论述刺法灸法学的特点、发展以及各种刺灸技术的基本知识、操作方法、临床应用等，对于古代刺法进行归类阐述。下篇技能训练与考核，主要论述各种刺灸技术训练的目的要求、内容、时间及毫针刺法与灸法考核项目及评分细则，作为学生动手实践及完成本课程学习后的临床技能考核之用。

本教材具体编写分工如下：上篇第一章由彭楚湘编写，第二章由高希言、袁洪平、潘兴芳编写，第三章由宋晓平编写，第四章由李铁浪编写，第五章由唐云峰、刘月振编写，第六章由李进龙、李铁浪编写，第七章由易志龙编写，第八章由卢玉、易志龙编写；下篇第一章由高希言、宋晓平、李铁浪、唐云峰、刘月振、易志龙、卢玉编写，第二章由李铁浪编写。张缙教授对全书进行了审定，最后由彭楚湘教授统一审改定稿。

在教材的编写过程中，从针灸推拿学专业的特点和实际需要出发，紧扣高职高专的特点，力求体例一致，眉目清晰，处理好继承和发展的关系，体现出科学性、系统性、针对性和实用性。但由于水平有限，不足和错误之处在所难免，恳请各位读者提出宝贵意见，以便今后修订提高。

《刺法灸法学》编委会

2006年6月

目　录

上篇　刺灸技术

下篇　技能训练与考核

上篇

刺灸技术

第一章　刺法灸法学总论

刺法灸法学是研究各种刺灸技术的基本知识、操作方法、临床应用及作用原理等内容，探讨运用刺灸技术防治疾病规律的一门学科。它是针灸医学的重要组成部分，是针灸临床治疗疾病必须掌握的基本技能。其内容包括刺法灸法学总论，毫针、灸法、拔罐、不同针具刺法、不同部位刺法、电针及穴位特种刺激法等技术。其主要特点为技能训练，各种技术都有各自不同的操作步骤和实施过程，是针灸治病的重要环节，应用正确与否，是临床上获取疗效的关键。

刺法，古称“砭刺”，是由砭石刺病发展而来，后又称“针法”。目前其含义已非常广泛，即指使用不同的针具或非针具，通过一定的手法或方法刺激人体的一定部位，以防治疾病的方法。

灸法，古称“灸焫”，又称“艾灸”。其含义有狭义与广义之分，狭义的灸法是指用艾火防治疾病的方法。广义的灸法既指采用艾绒等为主烧灼、熏熨体表的方法，还包含一些非火源的外治法。

刺法与灸法均属外治法，均是通过刺激人体的一定部位，以疏通经络，行气活血，协调阴阳，从而达到防治疾病的目的。

第一节　针具与刺法的发展简史

一、针具的起源与发展

针具的起源可追溯到石器时代，那时我们的祖先利用一些简单的、不加磨制的石块作为生活的日常用具，这就是旧石器时代。后来，在不断的劳动实践中，将石块磨制成各种不同形状的石斧、石刀和石针等工具，演进到新石器时代。

砭石亦可称石针，是石块经过磨制而成的。有关砭石的记载很多，如《说文解字》说："砭，以石刺病也。"《山海经》曰："高氏之山，其上多玉，其下多箴石。"晋·郭璞注："可以为砥（砭）针，治痈肿者。"《素问·异法方宜论》曰："东方之域……其病皆为痈疡，其治宜砭石。"唐·王冰注："砭石，谓以石为针也。"

这些记载都说明，"砭石"起源于新石器时代，最初是用来刺痈肿、排脓、放血的工具，后来逐渐发展成为针灸治病的工具。

1963 年在内蒙古自治区多伦旗头道洼新石器时代遗址出土了一根磨制的石针，长 4.5cm，一端有锋，呈四棱锥形，经考古与医史专家鉴定，这枚石针出于距今 1 万年至 4000 年前的新石器时代，认为它是针刺的原始工具——砭石。

除砭石之外，古代还有骨针、竹针的应用。据考，大约在山顶洞人文化时期，已能制造比较精细的骨针。在距今 6000 ~ 7000 年前的新石器时代遗址中，发现有不少各种各样的骨针，这些骨针也很可能被用来作为医疗工具。此外，从古代"箴"字的字形，也可以推断在古代某一时期，有竹制针具存在。仰韶文化时期，黄河流域发展了彩陶文化，随之出现了陶针。

夏、商、周时代，随着冶金术的发明，进入了青铜器时代。由于青铜器的广泛应用，为针具的改进和提高提供了物质条件，于是就有了青铜针的出现。《内经》中记述的"九针"就是萌芽于这个时期。关于"九针"，《灵枢·官针》云："九针之宜，各有所为，长短大小，各有所施。"说明九种不同形状的针具各有不同的用途（图 1－1）。

镵针

【形状】长一寸六分，形似箭头，头大末锐，当末端一分处收小，形成尖端，后人称为"箭头针"。近代在此基础上发展为皮肤针。

【用途】浅刺皮肤而不深入，用于泻血，治头身热证等。

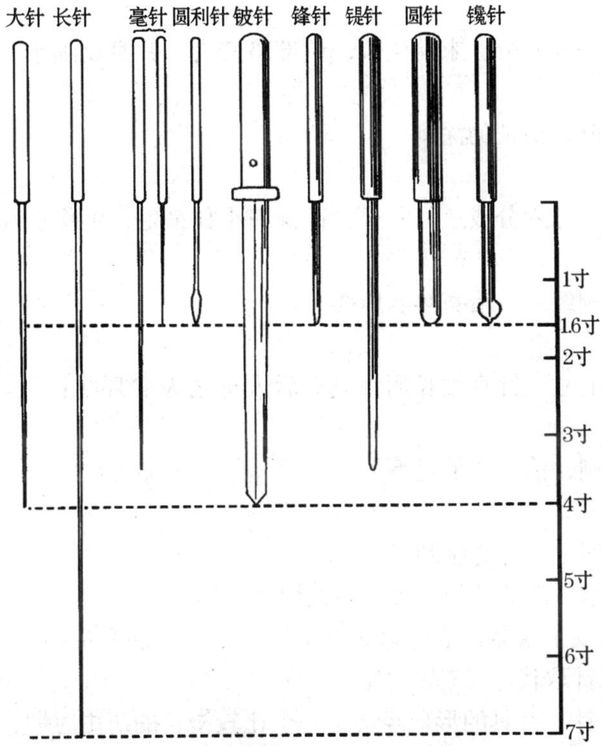

图1－1　九针

圆针

【形状】长一寸六分，针身圆柱形，针头卵圆。后人称之为“圆头针”。

【用途】指摩体表，治分肉间气滞，不伤肌肉，为按摩用具。

鍉针

【形状】长三寸半，针头如黍粟形，圆而微尖。近人称之为“推针”。

【用途】按压经脉，不能深入（按脉勿陷），为按压穴位用具。

锋针

【形状】长一寸六分，针身圆柱形，针头锋利，呈三棱锥形。后人称之为“三棱针”。

【用途】点刺泻血，治痈肿、热病等。

铍针

【形状】长四寸，宽二分半，形如剑。后人称之为“剑头针”。两边有刃，便于切开。

【用途】痈脓症割治用，为外科用具。

圆利针

【形状】长一寸六分，末端尖锐，中部略膨大，针身反细小，圆而且利，使能深刺。

【用途】痈肿、痹证的深刺。

毫针

【形状】长一寸六分或三寸六分，针身细小如毫毛，不伤正气，为临床最常用的针具。

【用途】通调经络，治寒热、痛痹等。

长针

【形状】长七寸，针身细长而锋利。后人称之为“环跳针”，近人又将其发展为芒针。

【用途】深刺，治“深邪远痹”。

大针

【形状】长四寸，针身粗圆。

【用途】泻水，治关节积液等。后人用作火针。

春秋时代出现了铁器，冶炼术又有了进一步的发展和提高，自战国到秦汉，砭石才逐渐被九针取代。

从砭石到九针，针具的形成经历了一个比较漫长的历史时期，从出土的文物中可以得到证实。如 1978 年在内蒙古自治区达拉特旗树林召公社，从一批古铜器中发现了一根青铜针，据考证是战国至西汉时期的器物。其形状与头道洼砭石非常相似，后被命名为“青铜砭针”。1968 年在河北满城县西汉刘胜墓中出土的 4 根金针和 5 根银针，即为九针的一部分实物。金针与银针的发现，证明早在 2000 年前我们的祖先就已应用金、银制造医疗工具。金属针具的广泛应用，为针刺法的发展创造了有利的条件。现代科技高度发达，冶金技术日益提高，出现了由不锈钢制成的针具，这种针具具有韧性好、价廉等许多优点，被广泛应用于临床。

二、刺法的发展简史

随着针具的不断变革，针刺的方法也不断发展。早期的医学著作《内经》总结了上古以来的针刺方法，其论述颇为精辟和全面。在刺法方面，提到了九刺、十二刺和五刺等；在补泻手法方面，提到了徐疾补泻、呼吸补泻、捻转补泻、迎随补泻、提插补泻和开阖补泻等，为后世针刺手法奠定了基础。继而《难经》又有所阐发，强调了针刺时双手协作的重要性，对后世影响颇大。

晋、唐、宋时期，在针刺手法方面一直继承《内经》和《难经》之说。到金元时期又提出了子午流注按时取穴的时间针刺学说。窦汉卿的《针经指南》创立了十四式单式手法，目前大部分仍具有实用价值。明初陈会的《神应经》提出了“催气手法”，现仍适用于临床。泉石心的《金针赋》又提出了一整套的复式补泻手法，对“烧山火”和“透天凉”也做了系统的论述。其后，高武的《针灸聚英》、汪机的《针灸问对》记载的针刺手法，都是在《金针赋》的基础上有所发挥而撰成。杨继洲的《针灸大成》又汇集了明代以前有关针刺手法的精华，提出“刺有大小”，“大补、大泻”，“平补、平泻”，“下针十二法”和“下手八法”。清代中叶以后，针灸医学渐趋衰落，针刺手法亦无进展。

建国以后，针灸学术有了很大的发展，针刺手法的研究也步入了一个新的历史时期。从文献考证到临床观察，从实验研究到规律性的探索，做了大量的工作，在针刺得气、单式手法、复式手法等方面，均取得了许多科研成果，这对于规范手法操作、提高针刺临床疗效都具有重要的意义。

第二节　灸法的发展简史

一、灸法的起源

灸法，古称“灸焫”。“灸”字在《说文解字》中解释为“灼”，是灼体疗病之意，与火的关系密切。火的历史在我国可以追溯到50万年前的“北京人”或80万年前的“蓝田人”时代，乃至更远。据考古学的研究，在北京周口店发掘的含骨化石地层中，就发现有遗留的灰烬和烧过的动物骨骼或土石。早在大约5万年前的原始氏族公社时期，我们的祖先就懂得了用火来取暖、熟食，尤其是1.8万年前的“山顶洞人”已掌握了人工取火的方法。火的发现和使用，对人类的生活和繁衍有着非常重大的意义，同时也为灸法的产生创造了必要的条件。由此可见，灸法是随着火的应用而萌芽，并在其应用实践中不断发展的。

在烤火取暖时，由于偶然被火灼伤而解除了某种病痛，从而得到了烧灼可以治病的启示，这就是灸法的起源。最早古人可能是采用树枝、柴草取火熏、熨、灼、烫以消除病痛，以后才逐渐选用“艾”作为主要灸料。艾，自然生长在山野之中，在我国各地到处生长，因其气味芳香，性温易燃，且火力缓和，于是便取代一般的树枝燃料，而成为灸法的最好材料。

二、灸法的发展

在现存文献记载中，《庄子·盗跖》最早提及“灸”字，如孔子劝说柳下跖:“丘所谓无病自灸也。”《孟子·离娄》也曾记载:“今人欲王者,犹七年之病,求三年之艾也”,显然也是指艾灸。以上可以推断在春秋战国时代,灸法是颇为盛行的。

1973年在我国湖南长沙马王堆发掘了三号汉墓。在出土的帛书中,记载经脉灸法的就有3篇,是目前发现的《内经》以前最早的珍贵文献。但灸法的产生最早见于《内经》。《素问·异法方宜论》说:“北方者,天地所闭藏之域也,其地高陵居,风寒冰冽,其民乐野处而乳食,脏寒生满病,其治宜灸焫,故灸焫者,亦从北方来。”说明灸法的产生与我国北方人民的生活习惯、条件和发病特点有着密切的关系。

在医疗实践中,历代医家均重视灸法的应用和总结,出版了诸多灸法专著。如公元3世纪有《曹氏灸方》,唐代有《骨蒸病灸方》,宋代有《黄帝明堂灸经》《灸膏肓俞穴法》《备急灸法》,元代有《痈疽神秘灸经》,清代有《太乙神针》《神灸经纶》等等。有的虽然不是灸法专著,但对灸法非常重视,如晋代皇甫谧的《针灸甲乙经》、唐代孙思邈的《备急千金要方》都大力提倡针灸并用,王焘的《外台秘要》则弃针而言灸,宋代王执中的《针灸资生经》、明代高武的《针灸聚英》、杨继洲的《针灸大成》,到清代廖润鸿的《针灸集成》无不注重灸法。

应用灸法治疗疾病,最初是用单纯的艾灸,并且多采用直接灸,艾炷较大,壮数较多,灸疗时对患者造成较大的痛苦。现代灸法则有了长足发展,为减轻患者接受灸疗时的痛苦,多采用小艾炷少壮灸,并衍化出多种灸法,如艾条灸、温灸器灸、温针灸、天灸、灯火灸等。同时根据病情不同,还常常采用间接灸法,所隔物品多为姜片、蒜片、食盐、豆豉饼、附子饼等。总之,灸法已为人类的医疗保健事业做出了较大的贡献。

第三节 刺灸法研究进展

刺法与灸法是针灸治疗疾病最常用而又最重要的手段,也是取得疗效的关键因素。中华人民共和国成立以后,特别是近10年多来,国内外学者对此进行了比较广泛的研究,并取得了一些成果。现就刺法灸法的研究进展简述如下。

一、刺法的研究进展

(一)实验研究

1. 对体温的影响 体温的改变,是反映针刺补泻效应的一项客观指标,也常为历代医家所重视。《素问·针解》说："刺虚则实之者，针下热也……满而泄之者，针下寒也。"由于补泻手法可以产生针下热感或凉感，故近代称之为热补凉泻法。如有人以口腔温度为指标，观察到烧山火手法可使口温上升者占70%，最高者可上升0.5℃；透天凉手法可使口温下降者占60%，最多可下降0.8℃。也有观察到迎随补法可使针刺局部皮肤穴温上升0.2℃~1.2℃；迎随泻法则可下降0.1℃~0.5℃。还有人观察捻转与提插两种手法对皮肤温度的影响，捻转法在针下得气后均匀捻转1分钟，提插法在针下得气后均匀提插1分钟，然后同时测量双侧食指指腹温度，结果两种手法均引起食指指腹皮温下降，捻转法最低可下降0.6℃，最高可下降4.4℃，提插法最低可下降0.6℃，最高可下降5℃。

用红外线热像仪摄影的方法可将温度的变化摄影成像。有人观察了针刺左侧合谷穴时红外线成像的变化，结果表明，补法组手部图像变亮或有亮有暗者占85%，泻法组变暗者占65%，空白对照组无变化者占80%，与直接测量体温所得的结果一致。

2. 对血管运动的影响　《难经·一难》说："十二经皆有动脉。"针灸之所以能够疏通经络、运行气血、调和营卫，其作用可能与血管运动功能有关。体温的变化与血管的舒张和收缩关系密切，补泻手法可使体温发生变化是否与血管的收缩与舒张有关呢？基于此思路，有人以肢端血管容积脉搏波为指标，观察到行烧山火手法针下出现温热感时，肢体毛细血管呈舒张反应；透天凉针下出现寒凉感时，血管呈收缩反应。若在同一实验中转换补泻手法，即先施烧山火后施透天凉手法，则血管先舒张后收缩，反之则先收缩后舒张。有人在此基础上进行了更为细致的研究，用微循环显微镜观察手无名指甲皱微循环血管，发现提插补法可使微循环输入支扩张，泻法可使输出支收缩；捻转补法使输出支扩张，泻法使输入支收缩；提插加捻转泻法使输入输出支均收缩，补法使血流速度增快，泻法使其减慢。

有人用提插补泻法针刺右侧足三里穴，记录同经同侧梁丘和下巨虚穴处血管容积脉搏波，结果显示，补法组203/297例次血管容积脉搏波幅增高（68.4%），94/297例次降低（31.6%）；泻法组81/160例次波幅降低（50.6%），79/160例次增高（49.4%）。表明提插补法不仅可使针刺局部的血管容积波发生变化，而且使沿经血管舒张或收缩。

3. 对某些生化成分含量的影响　影响体温变化的因素很复杂，总的来说与能量代谢关系密切，而能量主要来自糖代谢。有人报道，用烧山火手法可使血糖和血浆柠檬酸含量明显增高，透天凉手法可使血糖和血浆柠檬酸含量降低，若在同一患者身上施行这两种手法，也都有相反的效应。

针刺对红细胞总数，血红蛋白含量，红细胞表面电荷密度，造血器官的功能状态，白细胞总数、分类及吞噬功能，血小板与其他凝血因素和血浆 cAMP、cGMP 含量均有调节作用。

4. 对皮肤电位的影响 有人观察到，针刺可引起皮肤电位的变化，且电位的变化与针刺手法有关，烧山火组针后电位变化以下降为主，透天凉组针刺后电位即时变化以上升为主。也有用自动搏记法记录涌泉、足三里两穴的电位差，观察到泻法较补法产生的电位差要快而大。

5. 对胃电、胃运动的影响 以健康家兔为实验对象，在胃埋置探头后观察在足三里穴处施以留针、提插、快捻转、慢捻转等不同的手法对胃运动和胃电的影响。结果显示：①4 种手法对胃运动频率均呈抑制作用，快捻转组使胃运动频率下降，其他组无统计学意义。②只有慢捻转组使胃运动波幅下降，其他组无意义。可见，针刺对胃电主要表现为抑制效应，针中比针后抑制效应明显，以慢捻转手法的作用最明显，留针的特点是使胃运动节律规整，波幅整齐。

6. 对免疫功能的影响 疾病的发生、发展与转归，归根到底都是正气与邪气相争的过程。古人认为："邪之所凑，其气必虚"，"正气存内，邪不可干"，概括了邪正相争的机理。针刺之所以不需药物而能治病，一个重要的原因就是针刺能够鼓舞正气，抗御病邪，使低下的功能恢复到正常水平。这与针刺能够提高机体的免疫功能有关。

有人用捻转和提插两种手法对比研究对人体 T 细胞数量的影响。受试者为 14 名 21～37 岁的健康者，男女各半，针刺左侧足三里穴，得气后持续施术 5 分钟，频率为 90 次/分钟，捻转角度为 270°～360°，提插幅度为 0.5～0.8cm。结果捻转组针前 30 分钟 T 细胞检出率平均值为 77.64%，针后 60 分钟复测，有 12 例 T 细胞升高，平均值为 83.5%，与针前比较呈非常显著差异（$P<0.01$）；提插组于针前 30 分钟 T 细胞检出率平均值为 76.74%，针后 60 分钟 14 例均升高，平均值为 83.36%，与针前相比，呈非常显著性差异（$P<0.01$）。但捻转与提插两组对比，则无显著性差异（$P>0.05$）。

日本黑野三曾测定病者针刺前后血中 T 细胞和 B 细胞的数值，结果是 T 细胞和 B 细胞均较针前有不同程度的增多。

（二）临床研究

20 世纪 80 年代以来，针灸临床研究有了快速的发展，特别是针灸学科与其他学科的交叉，使针灸学的研究出现了质的飞跃，其表现不仅在于临床疗效的提高、治疗病种的扩大（目前在病种研究方面，已经广泛涉及到内科、外科、妇科、儿科、五官科等），更表现为研究层次的深入，部分研究已经深入到亚细胞及分子水平。现就近年来针灸治疗临床各科疾病的研究作一简单的介绍。

1. 临床应用研究

（1）内科病证　对神经系统及精神心理疾患、痹证、呼吸系统疾病、循环系统和消化系统疾病等都进行了研究。如有研究者用强刺激手法针刺大椎、合谷（双）、曲池（双），治疗流行性感冒及急性菌痢引起的急性发热521例，观察针刺的降温作用，方法是每天1次，有时每天2～3次，结果体温在24小时内恢复正常者有298例，48小时内正常者141例，72小时内正常者28例，记载不详者54例，证明针刺对某些急性发热有良好的退热作用。又有人用大幅度捻转提插手法针刺人中、涌泉、内关、足三里等穴治疗各种类型休克150例，每天1～2次，观察针刺的抗休克作用，结果显效者占64%，有效占29.3%，无效占6.7%，总有效率为93.3%。还有人针刺双侧丰隆穴，治疗高脂血症47例，采用徐而重的手法，要求针感传到第二、三足趾部，每天1次，每次留针30分钟，观察2个疗程（每疗程10天，其间休息2天），结果经前后对比，血胆固醇、β脂蛋白及血清甘油三酯均明显下降，经统计学处理，有非常显著性差异。有研究者用醒脑开窍法治疗中风30例，作者按量学要求，采用规范化手法，先直刺双侧内关穴1～1.5寸，提插捻转1分钟，再刺人中，用雀啄泻法，至眼球湿润及流泪为度，再刺极泉、尺泽、合谷、委中等穴，用提插泻法，以肢体抽动3次为度，每天上、下午各针刺1次，经治1个月，结果治愈23例，显效7例，其疗效明显优于传统手法。

（2）外科病证　对胆石症、丹毒、胆道蛔虫等疾病进行了研究。如有研究者用针刺治疗胆石症216例，取穴右侧胆俞、日月、阳陵泉，胆俞斜刺0.8寸，针感向右少腹或肝胆区感传，日月直刺1.5寸，运针1分钟，针感向剑突下感传或局部痠胀，阳陵泉刺1.5～2寸，均用提插泻法，针刺前后对照观察症状、体征、血象及B超胆道造影，结果临床治愈25例，占11.57%，排石者214例，占99.07%。有人用刺络法治疗丹毒，方法是在患部周围皮下小血管部针刺，用圆利针或粗毫针刺入血管，放出少量血液，取得良好疗效，经治21例，除2例自动停止治疗外，其余19例全部治愈，未发现复发。

（3）妇、儿科病证　对带下病、痛经、经闭、胎位不正、产后缺乳、疳积、小儿麻痹后遗症等疾病进行了研究。有人采用深刺曲骨穴治疗带下病30例，方法是先排空尿液，然后直刺或稍向会阴部斜刺2.5～3寸，以有麻电感放射至阴道为佳，用平补平泻法，留针1小时，属寒湿者加艾灸，结果全部有效。另有研究者用“治痿独取阳明”的方法，治疗小儿麻痹后遗症2296例，选曲池、合谷、足三里、大椎等为主穴，用轻刺激并结合艾灸法，治疗时间最短15天，最长320天，一般2～4个月，结果治愈639例，占27.83%，有效1657例，占

72.17%。

(4) 五官科病证　有人用重按快进针刺法，治疗急性结膜炎72例，取睛明、太阳、合谷等穴，留针10~15分钟，每天1次，经4~7次治疗而痊愈。另有人则用三棱针点刺耳尖穴放血3~5滴，治疗红眼病112例，结果痊愈75例，好转36例，无效1例。

有研究者治疗突发性耳聋37例，取肾俞、翳风、外关、听会穴，用捻转提插手法，使针感达到耳区，再接电针，通电20~40分钟，每周治疗6次，12次为1疗程，疗程之间休息2天，结果治愈26例，显效8例，进步8例，无效3例，取得满意效果。有人则用印堂透鼻根法治疗慢性鼻炎133例，方法是从印堂穴进针，捻转得气后针尖沿皮下向鼻根部透刺4~6分，再继续捻转10~20秒钟，使鼻根部呈持续性酸重胀感觉，留针30~40分钟，每隔10分钟捻转一次，以加强刺激，结果痊愈117例，其中治疗次数最少4次，最多15次，显效16例。

2. 与刺激量有关问题的研究　针刺是通过不同手法，对人体经络、腧穴进行一定量的刺激，使之得气，产生效果。针刺时间的长短，指力的大小，不同的方向，不同的深度，不同的针具，乃至不同的时辰，都会不同程度地影响刺激量的大小。故有人认为，针刺必须逐步趋向规范化，也就是量化。有的学者则认为，刺激量的大小决定于机体的反应性、刺激的强度、刺激的方法和持续的时间等。根据不同的体质、不同的疾病、不同的部位，使用适当的刺激量进行治疗，以期达到最佳的治疗效果，是每一位临床工作者值得认真研究的课题。

(1) 留针　关于留针时间的长短，有人作了针刺升温作用与热像图观察，结果发现，留针时间短或不留针（留针10分钟以内），针刺的升温作用较弱，但可产生后效应；留针时间较长，在30分钟以上者，针刺的升温作用较强，但消失也较快；留针20分钟者，则升温既高且长，兼顾了两者之长，似是较佳的留针时间，故目前临床一般均留针20~30分钟。当然也要结合病情。病在阳分、卫分，属表证、实证、热证者，可以少留针或不留针；病在阴分、营分，属虚证、寒证、久病、痛证等，则以较长留针时间为宜。

(2) 时辰　时间因素对针灸效应的影响，近年来已引起人们的关注。采用不同时辰针灸，尤其是在生理节律不同的时相针灸，效果很不相同。有人进行实验观察正常小鼠胃肠运动昼夜节律变化，其兴奋相峰值在亥时；抑制相峰值在巳时；亥时电针“足三里”有明显促进性效应，而巳时电针则促进性效应不明显；实验性脾虚小鼠胃肠运动减慢，昼夜节律消失，电针“足三里”可使昼夜节律恢复，而且亥时电针优于巳时电针。

有人采用子午流注取穴法治疗血管性头痛157例，分为循经取穴组、逢时开穴组及辨证加逢时开穴组三组，结果循经取穴组有效率为96.1%，治愈率为65.4%；逢时开穴组有效率为96.1%，治愈率为67.3%；辨证加逢时开穴组有效率为100%，治愈率为92.5%。研究者认为，按时取穴是中医学“天人相应”整体观的体现，若既能进行中医辨证，又能按时取穴，可以大大提高穴位主治的功能，从而提高疗效。

(3) 守神与得气　古代针灸学家十分重视守神与得气，通过患者神气之变化，洞悉五脏虚实而行补或泻。有研究者以血管容积脉搏波为指标，以肾虚患者为对象，对比观察守神与守形及空白对照组三者的差异，取复溜穴，用提插补法，实验结果守形组与对照组针效无显著性差异（$P>0.05$），守神组与对照组、守神组与守形组差异均有显著性意义（$P<0.05$），说明守神组手法明显优于守形组。故有人认为，针刺过程中必须注重察神、守神、治神三个方面的运用，而“得气”是人体神气活动的一种具体表现；神与气相随，气行则神行，神行则气行，气速则效速，气迟则效迟，“气至病所”是提高针灸临床疗效的关键。

二、灸法的研究进展

灸法是中医学的外治法之一，具有疏风解表、温散寒邪、温通经络、活血逐痹，回阳固脱、升阳举陷和消瘀散结、拔毒泄热以及防病保健的功效。如《扁鹊心书》中记载：“灼艾第一，丹药第二，附子第三。”《医学入门》也说：“一年四季各要熏一次，元气坚固，百病不生。”可见灸法在古代的医疗保健中发挥了重要作用。现代实验及临床研究也表明，灸法可调整脏腑功能，促进人体新陈代谢，提高人体的免疫功能，从而防治疾病。随着艾灸疗法在临床治疗范围的不断扩大，对其治疗机理研究也进一步深入，现就灸法的实验研究及临床研究进展简述如下。

（一）实验研究

1. 对免疫功能的影响　艾灸可改变体液免疫功能，有人对艾灸治疗小鼠实验性结核病的免疫调节作用机理进行了研究。结果表明：艾灸可提高巨噬细胞吞噬功能，促进T淋巴细胞转化功能及提高T细胞计数；同时认为艾灸对T淋巴细胞的调节主要通过增加T辅助细胞，改变T_H/T_S比例而达到对T淋巴细胞功能的调控作用。有人以哮喘及硬皮病患者为对象，用不同灸法进行治疗，观察淋巴细胞转化率（LTT）和E－玫瑰花环形成率（E－RFC）、IgG、IgA、IgM和C3的变化。结果表明：26例哮喘患者，通过化脓灸，其中11例淋巴细胞转化率和9例E－玫瑰花环值灸前均低于（或偏低）正常值，灸后均显著提高，且绝大部分转至正常值范围；而原来在正常值范围内者，经灸后变化不明显。另外49例哮喘患者的体液免疫功能或超过正常值或偏低，经艾条灸后，在正常值范围内者变化不明显，而高值者灸治后降低，低值者灸治后升高，其差别有显著或非常显著的意义。又如21例硬皮病阳虚患者，灸前淋巴细胞转化率均显著低于正常值，通过隔药饼灸后，其中20例有非常显著的提高。由此可知，艾灸似有双向调节作用，可使免疫功能由不正常转化为正常。

有人用火柴棒头大小艾炷施灸雌性小白鼠的“中脘”穴，隔日1次，每次灸4壮，共灸3次。结果表明：艾灸能增强单核、巨噬细胞的吞噬功能。艾灸对氢化可的松小鼠腹腔巨噬细胞吞噬活力影响的实验研究，证明艾灸能激活巨噬细胞的吞噬活性，提高机体的免疫功能。

灸法对免疫系统有着广泛的影响，是一种维持机体生理平衡、抗御病邪的双向调节作用，这为灸法的防病、治病提供了理论依据，也为进一步探讨灸法的作用原理开辟了途径。

2. 对循环系统的影响 艾灸对紊乱的血液动力学状态有一定的调整作用。有人通过动物实验证实，艾灸“关元”具有使缺血性休克家犬的SI、CI、MBP和LVSWI呈稳定增加作用，HR、CVP、TPR无显著改变。这可能与增强心肌收缩性有关，增加动脉血每分钟耗氧量，使PVO_2呈稳定上升。在动物实验的基础上，运用艾条施灸休克患者关元穴15分钟后，收缩压、舒张压、脉压均显著增加，但未达到正常值；疗效持续时间最长达2小时，其中指温上升最高者达2.6℃。

有人选用高血压、脑血管病经脑阻抗血流图示脑血管搏动性供血减少，或椎基底动脉供血不足的患者为观察对象，采用温和灸双侧内关穴，施灸20分钟，灸后依次观察即刻、10分钟、20分钟、30分钟脑阻抗血流图的变化，并测灸后血压。经测证实，灸后脑阻抗血流均较灸前明显改善，流入容积速度加快，波幅升高，波幅上升较灸前提高30%～50%，最高者可达70%；说明艾灸内关穴可使脑血管扩张，脑血流量增加，脑部血液循环改善。艾灸的疗效为防治脑血管病提供了可行的方法和客观依据。

有报道选用家兔的急性心肌缺血性损伤模型为观察对象，通过艾灸“曲泽”穴，证实其在急性缺血情况下对心肌有保护性作用；尤其是在第1分钟，心电图提示P－P间期显著缩短，S－T段下降程度减轻（$P<0.01$），T波升高幅度变小（$P<0.01$）。进一步的实验显示，电热烙灸、电炉丝灸、石英灯灸抑制心率缓慢的效应，与艾灸作用相似，故认为可能是温热刺激的作用，似与艾叶药性无关。

3. 对物质代谢的影响 有人报道艾灸“命门”穴可纠正羟基脲所致“阳虚”小鼠“类阳虚”的虚损，发现艾灸对氢化可的松所致的核酸和蛋白质代谢混乱有改善作用。

灸法对微量元素的代谢作用也有影响。如有人认为艾灸可使羟基脲造成的“阳虚”小鼠的肝脾 DNA 所含的锌由低升至正常，铜的含量降低。更有人证实艾灸可使老年女性头发中的锌含量升高，铜含量降低。

艾灸对实验性“阴虚”型动物的耗氧量、心率、血象和肝脾组织化学变化等的观察结果提示，其对物质代谢的调节和改善作用不明显，因此艾灸在改善某些阴虚症状、提高机体防御能力方面效果不理想。

4. 镇痛抗炎作用的研究　有人以家兔甩头作为疼痛反应指标，观察到艾条灸家兔“足三里”穴后 5 分钟，痛阈立即上升（$P<0.01$）。随着施灸时间的延长，痛阈逐渐升高，至施灸 20 分钟时，痛阈升高到最高点，达 141.44%（把灸前基础痛阈的均值作为 100%）。同时还观察到艾灸具有较长的镇痛后效应。

又有研究者以大鼠甩尾阈为指标，艾灸“天柱”穴 10 分钟，保持穴表温度为 44℃，灸后甩尾阈平均值提高到 7.57 ± 0.30（$P<0.01$）；切除肾上腺后，则作用消失。但又有报道在用热或艾油处理“长强”穴对大鼠痛反应的影响实验中，未观察到灸法的镇痛作用。使用抗生素同时加灸患者的大椎、曲池穴 30 分钟，可使发热疾患的体温不同程度地下降，较单用抗生素组有显著差异，动物实验结果与临床观察一致。艾灸还具有抗炎作用，如有人采用大白鼠造成背部炎性“肉芽肿”模型，通过艾灸“足三里”等穴，发现有明显的抗组织坏死作用，并能抗炎性渗出。

5. 对神经－内分泌的影响　在中枢神经系统和大脑皮层的兴奋或抑制过度增强时，艾灸可使之恢复正常。艾灸的抗休克作用，可能是由于其能兴奋呼吸、循环中枢和肾上腺分泌系统，使血管张力和周围循环有所改善，从而中断因呼吸、循环衰竭而造成的恶性循环。

摘除垂体引起间脑－垂体－肾上腺皮质功能失调时，艾灸可改善肾上腺功能的衰退。艾灸对绝大多数缺乳妇女有增加血液中生乳素的作用，表明垂体前叶的生乳素在针灸催乳中起重要作用。

（二）临床研究

1. 临床应用研究

（1）内科病证　有人报道用温和灸双侧内关穴，配以膻中、心俞，对 62 例冠心病患者的心电图 ST－T 及 Q－TC、HR 指标进行了灸治前后的对比观察，取得了较好的效果。对于原发性高血压患者施以灸法，经过 3 个月后，患者血压下降，并保持相对稳定，全血比黏度、纤维蛋白原均有明显下降，保持了血凝和纤维蛋白溶解系统的平衡，对于预防中风的发生，收到了较好效果。有报道采用艾卷悬灸法对中风偏瘫患者的百会、天窗穴施灸，并以脑阻抗血流图和血压为客观指标，观察灸治前后的变化。经灸后脑血流图流入时间缩短，波幅升高，重搏波明显，说明脑血流量较灸前增加，同时伴有高血压的患者，其收缩压降低明显。还有报道以雀啄法灸治患者百会穴，观察血压变化，经灸后，收缩压平均下降17mmHg，舒张压平均下降10mmHg。此外，采用艾灸足三里穴治疗三期高血压病合并脑血栓形成恢复期病人，发现艾灸能降低血液凝集作用，有预防脑血栓形成再次发生的可能。有报道用麦粒灸与隔附子饼灸治疗慢性乙型病毒性肝炎24例，经灸治3个月后，转氨酶下降明显，血清白蛋白升高也明显。对免疫学方面有关指标的观察，亦证实艾灸可有效地调整患者的免疫系统功能，促进病情改善。有报道采用化脓灸治疗支气管哮喘487例，总有效率为74.3%，通过对血清总IgE含量变化和外周嗜碱粒细胞计数的比较，作者认为化脓灸对机体的免疫功能有双向调整作用；同时，认为对于支气管哮喘的治疗化脓灸疗法优于非化脓灸的方法。有报道对82例类风湿性关节炎患者铺灸治疗前后免疫功能的变化观察结果表明，经铺灸治疗后，多数患者血红蛋白升高，血沉下降，类风湿因子转阴，淋巴细胞转化率和E－玫瑰花结形成率提高，补体C3含量增高及免疫球蛋白含量等发生变化，说明铺灸具有调节机体免疫功能的作用。采用隔药饼灸治疗42例慢性非特异性结肠炎，近期治愈率达85.71%，通过对细胞免疫功能及甲皱微循环有关指标的测定和比较，作者认为隔药饼灸可显著提高E－RFC数值并接近正常，确能改善微循环，有利于止血和促进炎症的吸收。对于灸法抗休克作用，有报道用艾条灸关元穴，治疗30例休克，有效率为73%，经灸后患者收缩压、脉压明显升高，舒张压也有所增加，指尖温度上升，肛－指温度下降，外周毛细血管灌注有所改善。

（2）*外科、皮肤科病证*　有报道，对病程在4～8年、皮损面积在2cm×4cm～8cm×16cm的120例神经性皮炎患者采用小艾炷灸，痊愈率达89%。有人以隔药饼及丁桂散间接灸为主，治疗21例硬皮病患者，有效为12例，经甲皱微循环检查，发现其中36.89%管袢顶有瘀血，治疗后减少至21.78%，其中毛细血管袢极度弛张者，治疗后基本消失；21例患者治疗前低于正常值的淋巴细胞转化率，治疗后亦有明显提高。有报道采用艾灸治疗带状疱疹取得了满意的临床疗效，对43例患者先用艾条施以局部回旋灸，至皮损部位充血发红，待疼痛瘙痒感消失后，再在相应穴位上施非化脓灸；其结果可以改善局部营养，增强网状内皮细胞的吞噬作用，加速病理及代谢产物的吸收和排泄，同时也起到很好的镇痛效果。

（3）*妇科病证*　艾灸矫正胎位的报道颇多，并广泛应用于临床。有人报道，用艾条温和灸至阴穴，对妊娠期29～40周的各类胎位异常孕妇施灸，在2069例中有1869例的异常胎位得到纠正，占总治疗例数的90.3%。同时在41例实验观察中，推论艾灸至阴穴可通过促肾上腺皮质激素分泌，以增强子宫活动，同时使胎儿活动增强，这些动力学因素均有助于胎位自动转正。妇科疾病中如月经不调、崩漏、带下、痛经、更年期综合征及乳痈、乳癖等亦采用灸法治疗很多，且疗效可靠。

（4）预防保健　保健灸在防病健身方面发挥了很好的作用。有报道对61例55～78岁健康老人进行为期3个月的保健灸（即取足三里隔姜灸，每日1次，每次7壮），观察结果显示血浆TC、TG均明显降低，表明保健灸对预防动脉粥样硬化有一定意义；IgG、IgA、IgM等免疫球蛋白的含量均有所降低，^{3}H－TdR－LT显著升高，提示保健灸对老年人的免疫功能亦有一定调节作用。这些变化对于老年人因免疫功能减退所引起的感染、恶性肿瘤及自身免疫性疾病，可能都有一定的拮抗作用。有报道灸大椎、风门、肺俞穴预防感冒，收到了满意的效果；也提示说明，运用灸法来提高机体免疫力、增强体质可以未病先防。

总之，临床实践证明，灸法对多种疾病有很好的疗效，对机体起到良性调整作用，今后应从临床出发，扩大应用范围，并对其作用机理进行深入研究，使灸法更放异彩。

2. 关于“热证可灸”与灸法补泻的研究

（1）“热证可灸”　临床灸法应用于热证的范围日趋扩大，涉及内、外、皮、儿、五官及传染病等，其中包括实热证和虚热证。但历来多将热证列为灸法禁忌，针对这一情况，诸多医家就“热证可灸”进行了探讨。有人引述古今治验，认为“热证禁灸”之说是把疾病本身自然发展而出现的症状，或其他疗法引起的不良反应，责之于灸法。有人报道应用灸法治疗流行性出血热，总有效率达到97%。更有人以艾条温和灸治疗154例有明确诊断的12种发热疾病（体温均在38℃以上），灸后体温可明显下降。灸法治疗肺结核也为近代临床广泛应用，均收到可喜疗效。有采用温灸器灸患处治疗外科急性感染、化脓性炎症38例，除1例外，其余均获效。用艾卷温和灸，取肩井、乳根及手三里、足三里穴，治疗急性乳腺炎和用艾炷隔蒜灸膻中、天宗穴均取得满意疗效。对于急性结膜炎、麦粒肿、中耳炎、急性扁桃体炎、小儿急惊风、口腔炎、小儿暑疖，以多种灸法治疗，均取得较好疗效。以上为灸法治疗热证提供了一些客观依据。因此，对于热证忌灸之说，亦应从临床实际出发，不断扩大治疗范围，使灸法在防病治病中发挥更大作用。

（2）灸法补泻　灸法的补泻和中药的作用是有区别的。中药是通过胃肠吸收而产生效应，只有单向调节作用，而灸法是通过刺激体表而起作用，对机体原来的功能状态起双向调节作用。这样看来，关于灸法的补泻，应从灸法的功能和操作两方面来认识。一般来讲，灸法多为补法，但若用于散瘀、活血、软坚、排脓的灸法可视为泻法，从操作环节上两者应予区别。有报道对32例高血压患者应用“以火泻者，疾吹其火”的泻法，结果灸后，其中28例血压下降；而对26例低血压患者应用“以火补者，毋吹其火”的补法，结果灸后26例血压全部上升。在临床应用中，某些隔药物灸更能体现扶助正气的补法，各种药物的敷灸也可以达到驱除邪气的目的。临床运用灸法，应遵循辨证施灸的原则，灵活应用，方能获得预期的目的。

第二章 毫 针

第一节 毫针的结构、规格、检查和保养

毫针为古代“九针”之一，因其针体细微，故也称“微针”、“小针”。现在临床所用毫针多由不锈钢制成，也有的用金、银制成。不锈钢毫针有较高的强度和韧性，针体挺直滑利，能耐热、防锈，不易被化学物品腐蚀，是临床应用最广泛的一种针具。

一、毫针的结构

毫针可分为针尖、针身、针根、针柄和针尾五个部分（图2－1）。

1. 针尖 针的尖端锋锐部分，又称针芒，是刺入肌肤的部分。

2. 针身 从针尖到针柄的部分，也称针体，是毫针的主体部分。

3. 针根 针身与针柄连接的部分。

4. 针柄 由针根至针尾的部分，是医者持针的部分，也是作温针灸时放置艾绒或艾条之处。一般多用金属丝缠绕成螺旋状。针柄的形状有圈柄、花柄、平柄、管柄等多种（图2－2）。

5. 针尾 针柄的末梢部分称为针尾。

二、毫针的规格

毫针的规格包括针身的长短和粗细。临床常用毫针规格是：粗细为28～30号（0.32～0.38mm）、长短为1～3寸（25～75mm）。短针多用于浅刺或针刺耳穴，长针多用于深刺肌肉丰厚部位的腧穴或透刺（表2－1、表2－2）。

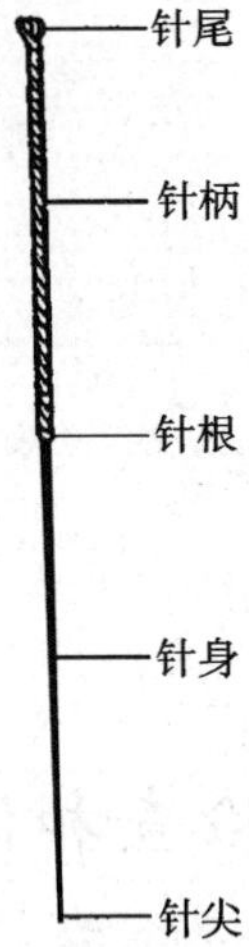

图2－1　毫针的结构

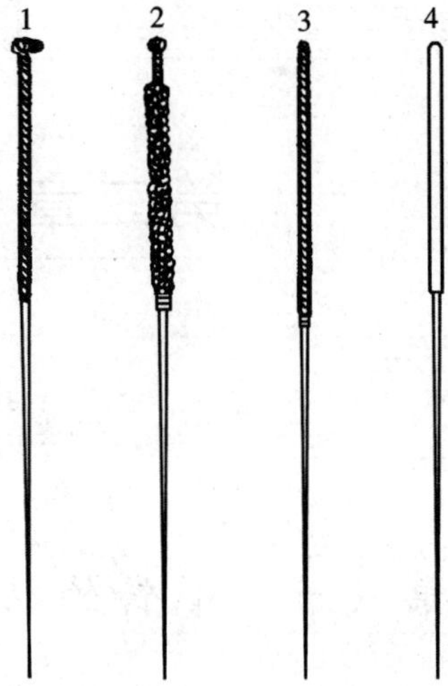

图2－2　毫针针柄的形状

表2－1　毫针长短规格表

寸	0.5	1	1.5	2	3	4	5	6
mm	15	25	40	50	75	100	125	150

表2－2　毫针粗细规格表

号数	26	27	28	29	30	31	32	33
直径（mm）	0.45	0.42	0.38	0.34	0.32	0.30	0.28	0.26

三、毫针的检查

毫针在使用前，均要严格检查，如发现有损坏等不合格者，应予剔除；若仅有微小问题，稍经修整后仍可使用。

针尖如有卷毛、过钝或折断时，可用细砂纸或细磨石（以细油磨石为佳）按所需的松针状针尖磨好。同时注意针尖要居中，针尖不可磨得过锐，过锐则易弯成勾，也不可磨得过钝，过钝时易痛，因此务求磨成如松针状为宜。对针身的一般弯曲未形成折角时，可用捋法将针修直。若针身弯曲较大可用手指或竹片，夹住针身，将针身捋直。若属急弯，针身有锈蚀，应弃之不用，以免折针，发生意外事故。

四、毫针的保养

针具如护藏不善，不仅容易损坏，而且临床使用会增加病人的痛苦，甚至发生事故。保养主要是防止生锈，避免针尖受损和针体弯曲。一般应注意以下几点：

1. 针具在煮沸消毒时，宜用纱布包裹结扎妥当，以免在煮沸时针尖与锅壁碰撞而引起卷毛钝折。

2. 使用时，针具放在针盘内，针尾宜靠抵住盘壁，针尖位于盘中央，移动针盘时，宜稍微倾斜，使针尾部稍低，针尖部略高，不可震动过大，以防针尖受损。

3. 针具用毕，必须用棉花或纱布擦净。若用针管收藏，须在针管顶端垫以棉花，放入时针尾先入，针尖向上，取用时亦应缓慢倒出以防损伤针尖。若用针盒或藏针夹，可多垫几层消毒纱布，将消毒后的针具，根据毫针的长短，分别置于或插在消毒纱布上，再用消毒纱布覆盖，以免污染，然后将针盒或针夹盖好备用。

4. 暂时不用的针具，可不拆封或放在滑石粉内，或涂以少量凡士林贮藏于干燥处。

第二节　毫针操作技术训练

一、持针法

持针的方法如执持毛笔状，故称持笔式持针法（图2－3）。根据用指的多少，又分为拇食指持针法、拇中指持针法、拇食中指持针法、持针身法、两手持针法等。

1. 拇食指持针法　拇食指持针法是用刺手拇指、食指末节指腹夹持针柄，进行针刺的方法（图2－4）。

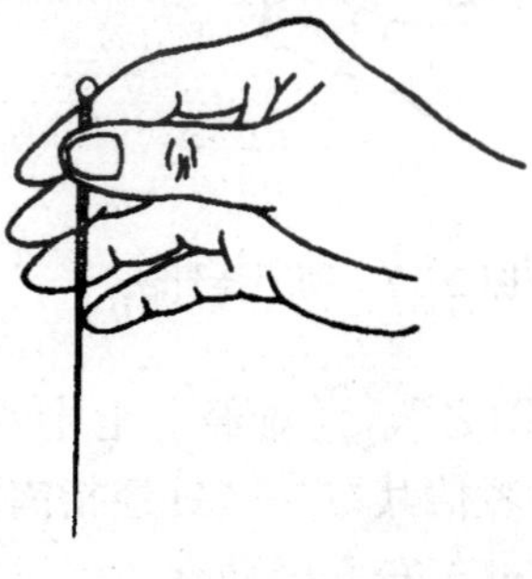

图2－3　持笔式持针法

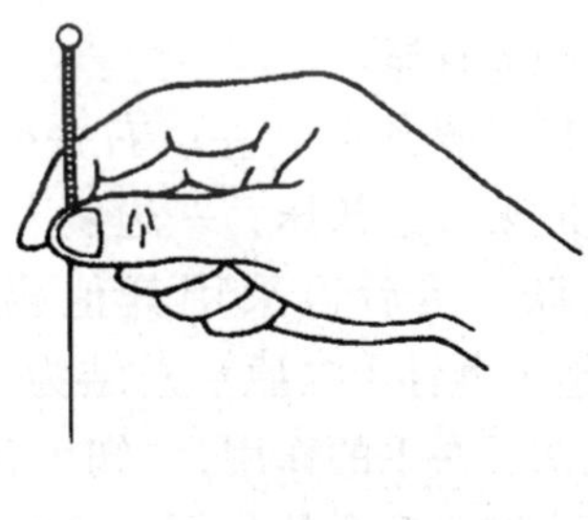

图2－4　拇食指持针法

2. 拇中指持针法　拇中指持针法是用刺手拇指及中指持住针柄，进行针刺的方法。

3. 拇食中指持针法 拇食中指持针法是用刺手拇中二指持住针柄，食指放在针柄末端之上，稍用力下压以帮助进针的方法（图2-5）。

4. 持针身法 持针身法是用拇指、食指捏一棉球，裹针身近针尖的末端部分，对准穴位，用力将针迅速刺入皮肤的方法（图2-6）。

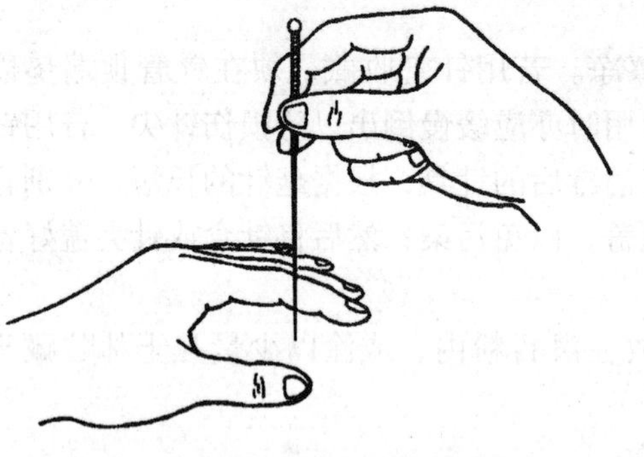

图2-5 拇食中指持针法

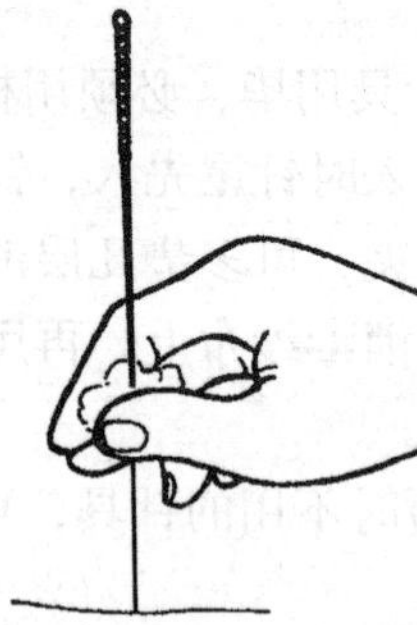

图2-6 持针身法

5. 两手持针法 两手持针法是用刺手拇指、食指、中指持针柄，押手拇、食两指握固针体末端，留出针尖1~2分，双手配合持针，主要用于长针、芒针操作，以防止针体弯曲，减轻进针疼痛（图2-7）。

二、押手法

押手是指爪按压所刺部位或辅助针身的手，多为左手。押手的作用，主要是固定腧穴的位置，夹持针身协助刺手进针，使针身有所依附，保持针体垂直，使力达针尖，以利于进针，减少刺痛，协助调节、控制针感。

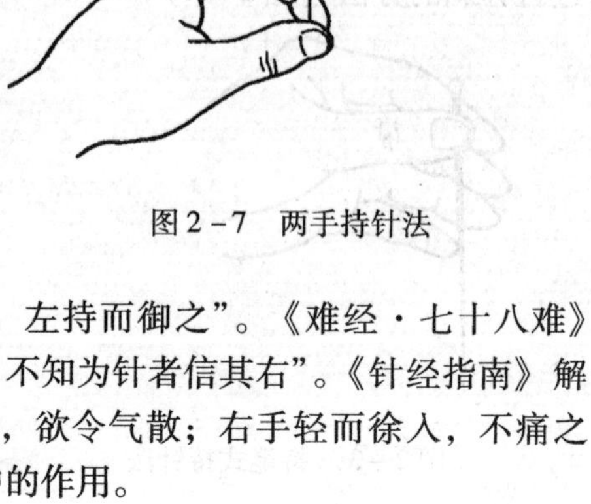

图2-7 两手持针法

针刺操作时，左、右手要协调配合，进针时要一边按压，一边刺入，使针尖透入皮肤，然后再采用其他相应的手法。《灵枢·九针十二原》总结为“右主推之，左持而御之”。《难经·七十八难》更强调了左手的作用，“知为针者信其左，不知为针者信其右”。《针经指南》解释左右双手配合的作用：“左手重而多按，欲令气散；右手轻而徐入，不痛之因。”这些都说明了应用押手在针刺过程中的作用。

三、指力训练法

指力训练是针灸医生的基本功，也是提高针刺治疗效果的保障。由于毫针针身细软，如果没有一定的指力，进针时就很难力贯针尖，顺利进针，对各种手法的操作也不能运用自如。一般来说，持针要手指的功夫，进针需要手腕的协调，进针后手法是手指、手腕的相互协调。

1. 纸垫练习法　用松软的纸张，折叠成长 8cm、宽 5cm、厚 2 ~ 3cm 的纸块，用线扎紧，如“井”字形，做成纸垫。练针时，左手平执纸垫，右手拇、食、中三指持针柄，如持笔状，使针尖垂直地刺在纸垫上，然后右手拇指与食、中指前后捻动针柄，并渐加一定的压力，待针穿透纸垫，即另换一处，反复练习（图 2 – 8）。纸垫练习主要是锻炼指力、练习捻转等手法。

2. 棉团练针法　用棉花作衬，外用布将棉花包裹，用线封口扎紧，做成直径 6 ~ 7cm 的棉团。练针方法同纸垫练针法，棉团练针法主要做提插、捻转等手法的练习（图 2 – 9）。在练针时，要做到可以随意掌控捻转角度的大小，来去的角度力求一致、快慢均匀。在这一过程中也可配合提插的练习，要求提插幅度上下一致，捻转角度来去一致，频率的快慢一致，达到动作协调、得心应手、运用自如的程度。

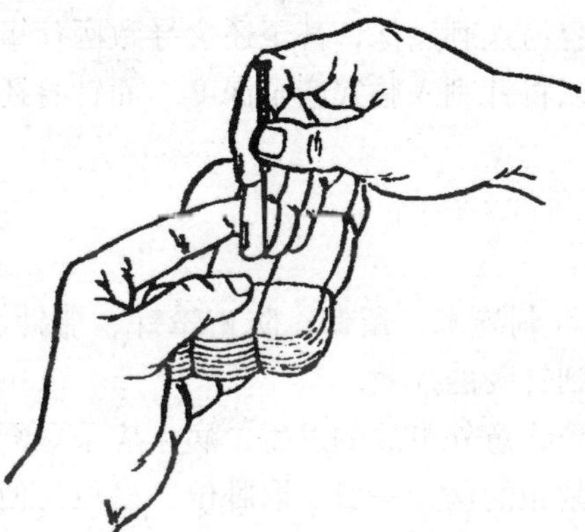

图 2 – 8　纸垫练针法

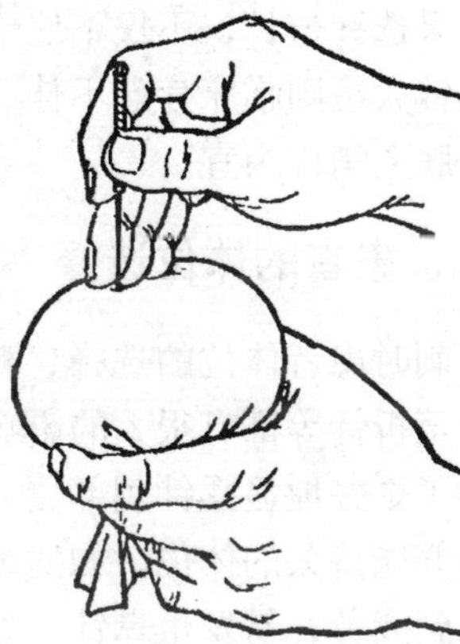

图 2 – 9　棉团练针法

四、人体练针法

通过纸垫、棉团练针，有了一定的指力，掌握了基本的行针手法后，可在人身上按要求进行试针（学员之间也可相互试针），体会针感。通过练习逐渐体会指端（针下）得气时的细微变化，以提高针刺手法的操作水平，对控制针感、提高疗效有直接的意义。

自身试针时，重点体会手法与针感的关系、针尖刺到不同组织时得气的感觉，还要练习无痛进针、针身不弯、刺入顺利、行针自如、指力均匀、手法熟练、指感敏锐、针感出现快等。

第三节　针刺前的准备

一、毫针的选择

临床治疗前，按照要求仔细检查针具的质量，以避免在针刺施术中给病人造成不必要的痛苦。正确选择针具，是提高疗效、防止医疗事故的一个重要因素。此外，还应根据病人的性别、年龄、胖瘦、体质、病情、针刺部位选择适宜的针具。如男性、体壮、形胖，且病变部位较深者，可选稍粗、稍长的毫针。女性、体弱、形瘦，而且病变部位较浅者，应选用较短、较细的毫针。皮薄肉少之处和针刺较浅的腧穴，选针宜短而针身宜细；皮厚肉丰、针刺较深的腧穴，宜选用针身稍长、稍粗的毫针。

如果选针过长，不仅不便于操作，而且容易误刺过深，甚至还会导致医疗事故；选针太短则临床疗效不佳。临床选针，以将针刺入腧穴应至深度，而针身还露在皮肤上稍许为宜。

二、患者的体位选择

针刺时患者体位的选择，对正确取穴，针刺施术，留针，防止晕针、滞针、弯针甚至折针等都有很大的影响，直接关系到针灸的疗效。

为了更好地显露针刺部位，便于操作，防止意外事故的发生，病人应采取舒适自然并能持久的体位。如病重体弱或精神紧张的病人一般要取卧位，坐位易使病人感到疲劳，易发生晕针。如果体位不当，针刺和留针过程中改变体位，会引起弯针或折针，局部产生疼痛，甚至发生断针事故。

体位的选择，应以医者能正确定穴，便于针灸施术和较长时间的留针，而不致疲劳为原则，尽量在同一种体位，使所选取穴位都能操作治疗，在针刺和留针过程中应嘱患者切不可变换体位。临床时常用的体位有以下几种：

1. 仰卧位　适用于头、面颈、胸、腹部和四肢的部分腧穴，如印堂、膻中、足三里、中脘等（图 2－10）。

2. 侧卧位　适用于头、身体侧面少阳经腧穴和上、下肢的部分腧穴，如头维、太阳、下关、外关、风市、阳陵泉等（图 2－11）。

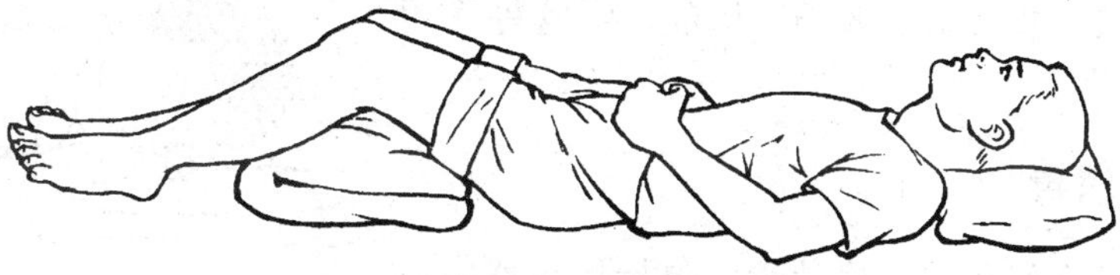

图 2－10　仰卧位

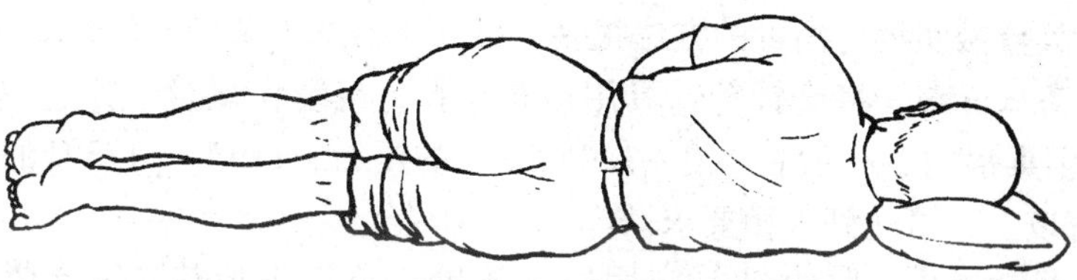

图 2－11　侧卧位

3. 俯卧位　适用于头、项、肩、背、腰骶部腧穴，和下肢后侧、外侧腧穴，如百会、风府、大椎、委中、承扶等（图 2－12）。

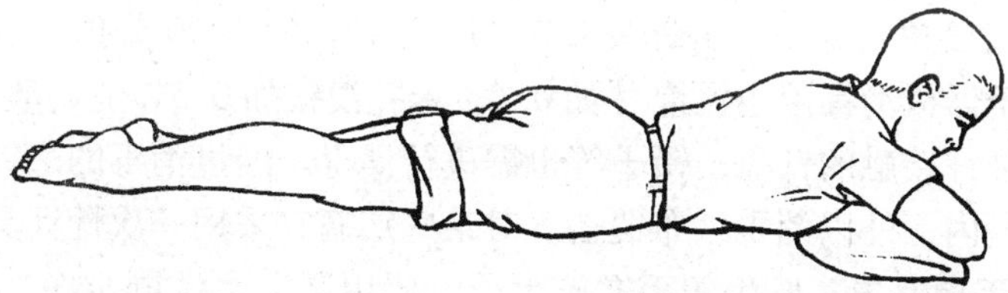

图 2－12　俯卧位

4. 仰靠坐位　适用于前头、面、颈、胸上部和上肢的部分腧穴，如上星、印堂、天突、肩髃、曲池等（图 2－13）。

5. 俯伏坐位　适用于后头、项、肩、背部的腧穴，如风池、肩井、天宗、背俞等（图 2－14）。

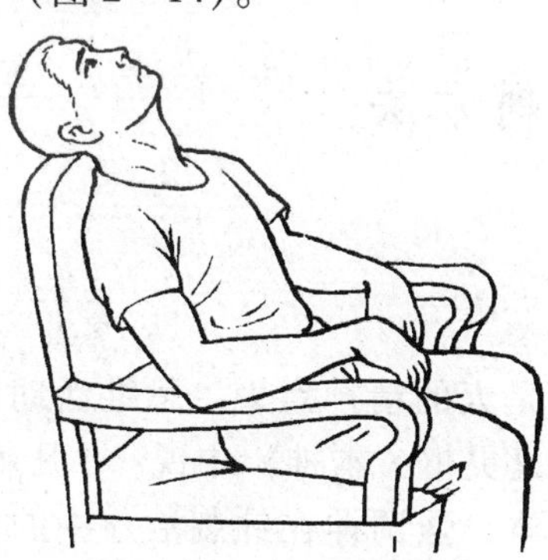

图 2－13　仰靠坐位

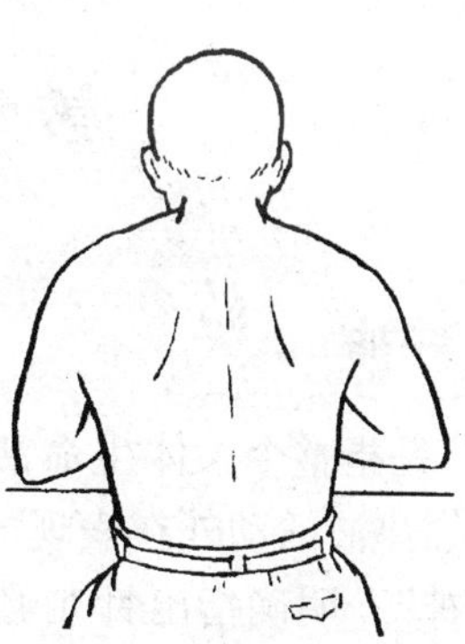

图 2－14　俯伏坐位

6. 侧伏坐位 适用于侧头部、面颊、耳前后部位的腧穴，如头维、太阳、风池、听宫等（图2－15）。

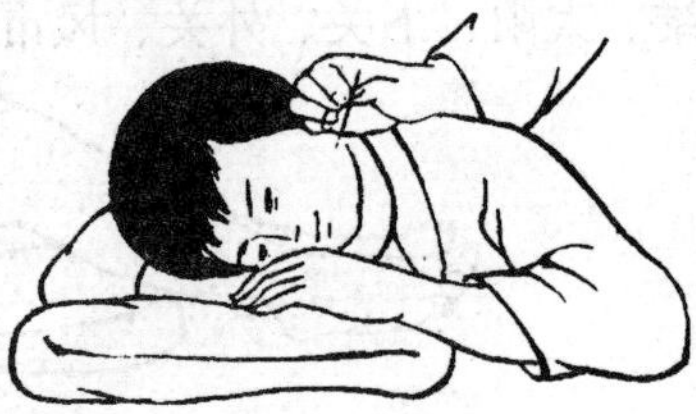

图2－15 侧伏坐位

三、消毒

针刺治疗前必须严格消毒，包括针具器械消毒、医生手指和病人施针部位的消毒。

1. 针具器械消毒 消毒的方法很多，以高压蒸汽灭菌为佳。

（1）*高压消毒* 将毫针等针具用纱布包扎，或装在试管、针盒中，放在密闭的高压消毒锅内。一般在1.0～1.4kg/cm^{2}的压力、115℃～123℃的高温下保持15分钟以上，可达到灭菌要求。

（2）*煮沸消毒* 将毫针等应用器械放置在清水中加热，待沸腾后，再煮10～15分钟。此法简便易行，无需特殊设备，比较常用，但对于锋利的金属器械，容易使锋刃变钝。如在水中加入碳酸氢钠使之成为2%的溶液，可以提高沸点至120℃，并且减低沸水对器械的腐蚀。

（3）*药液浸泡消毒法* 将针具放在75%酒精内浸泡30分钟，取出擦干后使用。也可置于器械消毒液内浸泡（如0.1%苯扎溴铵加0.5%亚硝酸钠）。

直接和毫针接触的针盘、镊子等也需进行消毒。经过消毒的毫针，必须放在消毒过的针盘内，外以消毒纱布覆盖。对某些疾病宜采用一次性针具。

2. 医生手指消毒 医生的手在施术前，要用肥皂水洗刷干净，再用75%的酒精棉球，或0.5%的碘伏棉球涂擦，然后才能持针操作。

3. 施针部位消毒 在病人需要针刺的穴位上，用75%的酒精棉球，或0.5%的碘伏棉球擦拭，应从中心点向外绕圈擦拭。采用三棱针放血时，可先用2%碘酒擦拭局部，再用75%酒精脱碘。

第四节 针刺方法

一、守神

“神”是指整个人体生命活动的表现，是人的精神意识、思维活动以及脏腑、气血、津液活动外在表现的高度概括。《灵枢·本神》中说：“凡刺之法，必先本于神”，明确指出针刺必须以神为根本，强调神在针刺治疗中的重要作用。《素问·宝命全形论》提出“凡刺之真，必先治神”；《灵枢·九针十二原》

认为“粗守形，上守神”。可见《黄帝内经》中治神与守神的内涵基本一致，都是泛指医者在针刺治疗过程中精神集中，专心致志。因此本节仅介绍守神。

守神分为医者守神和患者守神两部分。一是指医者专心于针刺治疗中的每个环节，并特别注意患者神的变化；二是指患者在针刺治疗过程中专心于医生的指导，细心体会针刺感应，从而达到配合医者治疗的目的。

1. 医者守神　《素问·宝命全形论》要求医者针刺治疗始终要“如临深渊，手如握虎，神无营于众物”。《素问·针解》注释为：“如临深渊者，不敢坠也；手如握虎，欲其壮也；神无营于众物者，静志观病人，无左右视也。”《标幽赋》解释为：“目无外视，手如握虎，心无内慕，如待贵人。”《灵枢·本神》强调：“是故用针者，察观病人之态，以知精神魂魄之存亡得失之意。”就是说医者要通过观察患者的神态，了解脏腑精气的盛衰，洞察气机的变化，进而施以各种手法和指导患者配合治疗，否则将出现《素问·征四失论》所言“精神不专，志意不理，外内相失，故时疑殆”的不良后果。

2. 患者守神　《素问·针解》篇认为：“必正其神，欲瞻病人目，制其神，令气易行也。”张景岳对此注释曰：“目者，神之窍。欲正病者之神，必瞻其目，制彼精神，令无散越，则气为神使，脉道易行也。”强调针治中要注意患者眼睛，引导其精神专一，意守病所（患者守神），使经气畅达，以调整其阴阳。《标幽赋》提出：“凡刺者，使本神朝而后入；既刺也，使本神定而气随。神不朝而勿刺，神已定而可施。”指出医者用针之际，要指导患者宁神定志。由此可以看出古代医家非常重视患者守神，促使其内因变化，以进一步提高针刺效果。

现代医家进一步提出，应根据“神”的理论，为患者守神赋予具体内容，使其具有可操作性。如有些疾病的针刺过程中，医者在实施手法的同时，要求患者心定神凝，体会针刺感应，专心注意于病所，并指导患者活动相关部位和调理自己的精神意念活动，从而调动患者自身调整阴阳的潜能，促使气至。如肝郁气滞证，在针刺的同时嘱患者精神集中做呼吸运动，并细心体会各种症状和体征的变化；对于牙痛、咽痛的患者，可嘱其在针刺的同时叩齿、做吞咽动作等，体会病情的变化。

二、进针法

（一）单手进针法

只用刺手将针刺入穴位的方法为单手进针法。以刺手拇食指夹持针柄，中指指端靠近穴位，指腹抵住针尖和针身下段，当拇、食指向下用力时，中指随之屈曲，针尖迅速刺透皮肤（图 2－16）。

此外，还有两种单手进针法，一是夹持针柄进针法，即用刺手拇、食指指腹持针柄下段，中指指腹紧贴在针身旁，依靠拇、食指指关节的屈伸运动将针刺入穴位；二是夹持针身进针法，以刺手拇、食指指腹夹持针身下端，针尖露出2~3分，针尖对准穴位迅速刺入，然后拇、食指沿针身上移，夹持针身上段或针柄，将针刺入一定深度。

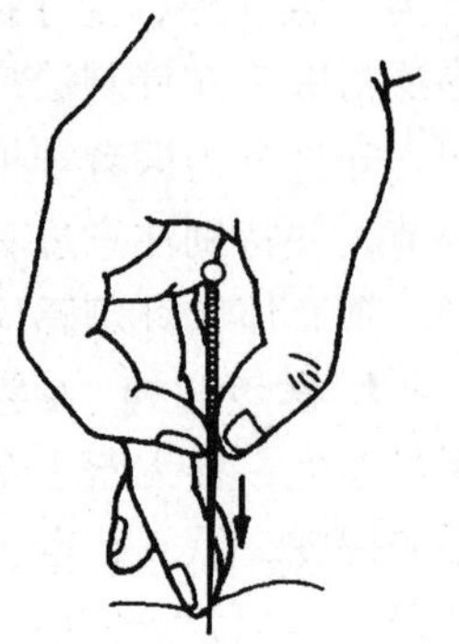

图2－16　单手进针法

（二）双手进针法

1. 爪切进针法　用押手拇指或食指爪甲切按在穴位旁边，刺手持针，紧靠押手指甲，将针刺入腧穴（图2－17）。适用于短针的进针。

2. 夹持进针法　夹持进针法，又称骈指进针法。以押手拇、食二指夹持消毒干棉球，夹住针身下端，露出针尖，将针尖固定在针刺腧穴的皮肤表面，刺手持针柄，使针身垂直，在刺手指力下压时，押手拇、食两指同时用力，两手协同将针刺入腧穴（图2－18）。此法适用于长针的进针。

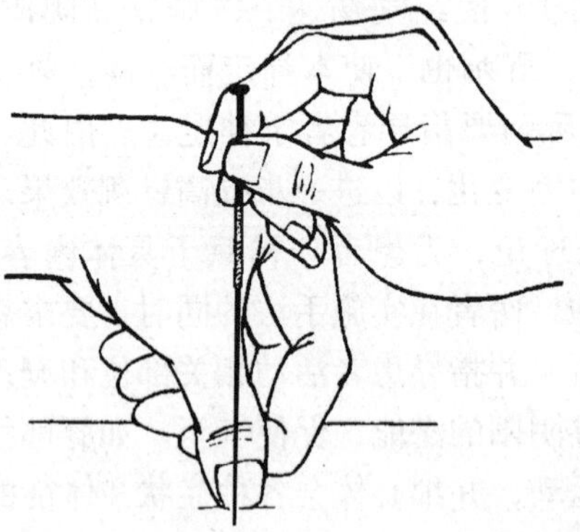

图2－17　爪切进针法

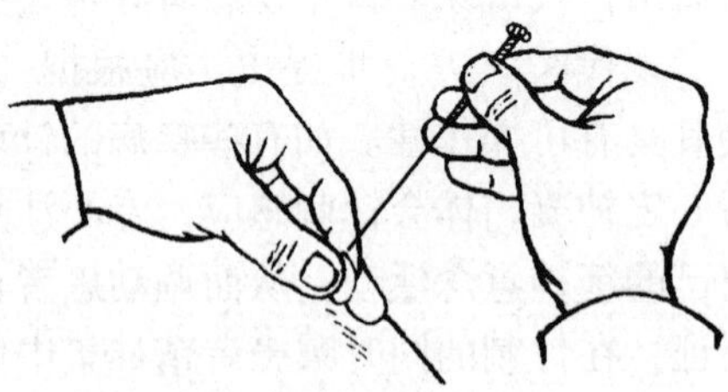

图2－18　夹持进针法

3. 舒张进针法　舒张进针法是用押手拇、食二指将所刺腧穴部位的皮肤向两侧撑开，使皮肤绷紧，刺手持针，使针从押手拇、食二指的中间刺入（图2－19）。适用于皮肤松弛部位腧穴的进针。

4. 提捏进针法　提捏进针法，是用押手拇、食二指将针刺部位的皮肤捏起，刺手持针，从捏起的上端将针刺入（图2－20）。此法适用于皮肉浅薄部位腧穴的进针。

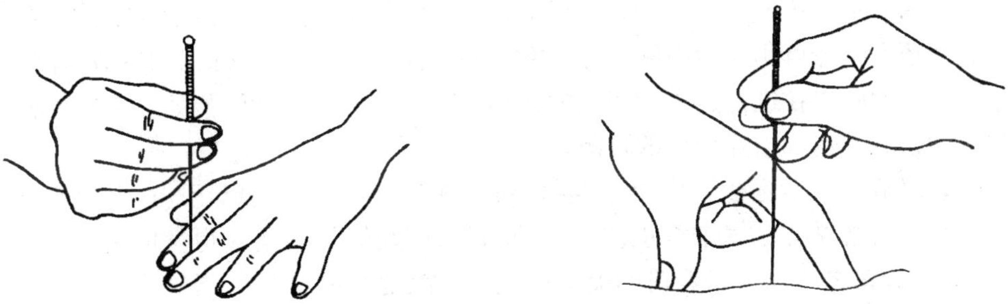

（1）　　　　（2）

图2－19　舒张进针法

（三）管针进针法

即利用玻璃、金属或塑料等制成的针管代替押手进针的方法。针管长度一般比针短2～3分，以便露出针柄，针管直径为针柄的2～3倍，以能顺利通过针尾为宜。进针时押手持针管，将针装入管内，针尖与针管下端平齐，置于针刺的腧穴上，用刺手食指或中指快速叩打针尾，使针刺入穴位，然后退出针管，再行手法（图2－21）。

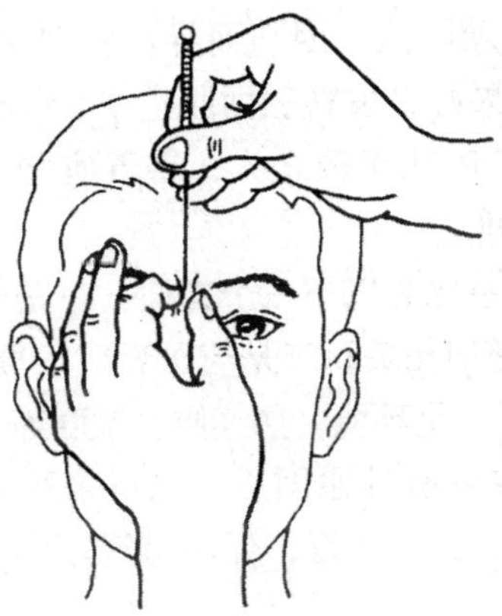

图2－20　提捏进针法

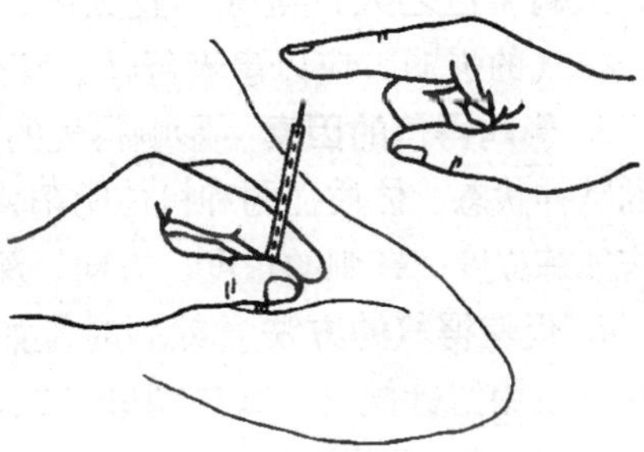

图2－21　管针进针法

三、得气

得气是针刺入腧穴后所产生的经气感应。经气感应是指针刺治疗过程中医患双方的感觉，又称“针感”。一是医者刺手体会到的针下滞涩或针体颤动等反应；一是患者的针刺部位有酸麻重胀、热凉痒痛、传导或扩散等感觉。由于针刺部位的组织结构不同、个体感觉差异及对感觉的形容不同，可反映出各式各样的针感；这些针感不但产生于针刺的局部，还会向其他部位传导，并通过某些特殊的方法诱发，亦可用压力阻断。医者在针刺过程中，可以凭感觉得知针尖刺到的组织，并判断出在进针过程中病人的针感，以及针感的性质和强度，根据感觉调整针感，使其达到治疗疾病的目的。

窦汉卿在《标幽赋》中说："轻滑慢而未来，沉涩紧而已至……气之至也，如鱼吞钩饵之浮沉；气未至也，如闲处幽堂之深隧。"这是对得气的具体描述。"如鱼吞钩饵之浮沉"指钩饵的突然变化；"沉涩紧而已至"指针下有涩滞感。其操作"针入贵速，既入徐进"，快速将针刺入皮下，然后缓缓进针寻找得气部位，在寻找过程中，突然针下出现滞涩感为医者得气，同时患者得气。

1. 得气的意义 《灵枢·九针十二原》中指出："刺之要，气至而有效。"得气，是针刺发挥治疗作用的关键，是判断患者经气盛衰、疾病预后、针治疗效的依据，也是实施针刺手法的基础。

2. 得气迟速与针刺疗效 《标幽赋》说："气速至而效速，气迟至而不治。"《针灸大成》论述为："针若得气速，则病易痊而效亦速也；若气来迟，则病难愈而有不治之忧。"一般而言，针后得气迅速，多为正气充沛、经气旺盛的表现。正气足，机体反应敏捷，取效相应也快，疾病易愈。若针后经气迟迟不至，多为正气虚损、经气衰弱的表现。正气虚，机体反应迟缓，收效则相对缓慢，疾病缠绵难愈。但是也应该注意，得气的强弱，也须因人、因病而异。一般来说，痿证、痹证、偏瘫和急性疼痛等疾病得气强则效果好；失眠、面肌痉挛、气血虚弱、久病年迈之人，得气不宜太强；气血旺盛、体壮年轻之人，得气宜强。总之，得气的强弱，应以患者舒适、疗效显著为标准。

3. 影响得气的因素 影响得气的因素很多，主要有以下三个方面：一是与患者的精神状态、体质强弱和机体阴阳盛衰等情况密切相关；二是与医者取穴准否，操作熟练程度，针刺的角度、方向、深度等有关；三是环境，如气候、温度等。

4. 促使得气的方法 针刺时，如不得气，在分析其原因后，也可采用行针催气，或用留针候气，或用温针，或加艾灸，以助经气来复，促使得气。

四、针刺的角度、方向和深度

1. 角度 针刺的角度是指进针时针身与皮肤表面所形成的夹角。主要是根据腧穴所在位置的解剖特点和治疗要求而定。一般分为直刺、斜刺和横刺三种角度（图2-22）。

（1）直刺 针身与皮肤呈90°角，垂直刺入。适用于人体大部分腧穴，如四肢部穴位。浅刺、深刺均可。

（2）斜刺 针身与皮肤呈45°角，倾斜刺入。适用于骨骼边缘的腧穴，或内有重要脏器不宜深刺的腧穴，或为避开血管及瘢痕部位等，如胸背部的穴位。

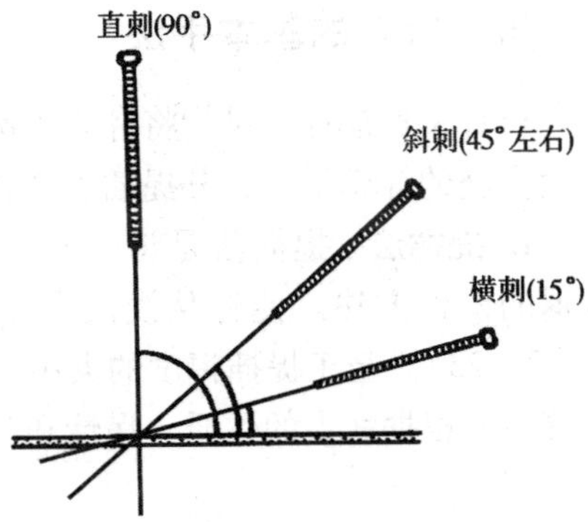

图 2－22　进针的角度

(3) 横刺　又称平刺、沿皮刺。针身与皮肤呈 15°角，横向沿皮刺入。适用于皮薄肉少部位的腧穴，如头部的腧穴等。

2. 方向　针刺的方向是指进针时针尖对准的某一方向或部位，一般依经脉循行的方向、腧穴的部位特点和治疗的需要而定。

(1) 依循行定方向　即根据针刺补泻的需要，为达到“迎随补泻”的目的，在针刺时结合经脉循行的方向，或顺经而刺，或逆经而刺。一般来说当补时，针尖须与经脉循行的方向一致；而当泻时，针尖须与经脉循行的方向相反。

(2) 依腧穴定方向　即根据针刺腧穴所在部位的特点，为保证针刺的安全，某些穴位必须朝向某一特定的方向或部位。如针刺哑门穴时，针尖应朝向下颌方向缓慢刺入；针刺廉泉穴时，针尖应朝向舌根方向缓慢刺入；针刺背部某些腧穴时，针尖要朝向脊柱等。

(3) 依病情定方向　即根据病情的治疗需要，为使针刺的感应达到病变所在的部位，针刺时针尖应朝向病所，也就是说要达到“气至病所”的目的。

3. 深度　针刺的深度是指针刺入腧穴部位的深浅而言，每个腧穴的常规针刺深度在《经络腧穴学》中已有详述，在此仅作原则性的介绍。

(1) 体质　身体瘦弱，宜浅刺；身强体胖者，宜深刺。

(2) 年龄　年老体弱及小儿娇嫩之体，宜浅刺；中青年身强体壮者，宜深刺。

(3) 病情　表证、阳证、新病、虚证宜浅刺；里证、阴证、久病、实证宜深刺。

(4) 部位　头面、胸背、皮薄肉少处的腧穴，宜浅刺；四肢、臀、腹、肌肉丰满处的腧穴，宜深刺。

总的来说，针刺深度是以既有针感，同时又不伤及脏器为宜。至于不同季节，对针刺深浅也有影响，亦应予以重视。

针刺的方向、角度和深度关系极为密切，一般来讲，深刺多用直刺，浅刺多用斜刺或平刺。对天突、哑门、风府等穴以及眼区、胸背和重要脏器如心、肝、肺等部位附近的腧穴，尤其要注意掌握好针刺的角度和深度。

五、行针的基本手法

行针又称运针，是指将针刺入腧穴后，为了使之得气、调节针感以及进行补泻而实施的针刺手法，分提插和捻转两类。

1. 提插法 提插法是将针刺入腧穴的一定深度后，使针在穴内进行上下、进退的操作方法。使针从浅层向下刺入深层为插；由深层向上退到浅层为提（图2－23）。至于提插幅度的大小、层次的有无、频率的快慢以及操作时间的长短等，应根据病人的体质、病情和腧穴的部位以及医者所要达到的治疗目的而灵活掌握。

2. 捻转法 捻转法是将针刺入腧穴的一定深度后，以刺手拇指和中、食指持住针柄，进行一前一后、左右交替旋转捻动的操作方法（图2－24）。捻转角度的大小、频率的快慢、操作时间的长短等，应根据病人的体质、病情、腧穴的特征以及医者所要达到的目的而灵活运用。

以上两种基本手法，既可单独应用，也可相互配合运用，在临床上必须根据病人的具体情况，灵活掌握，才能发挥其应有的作用。

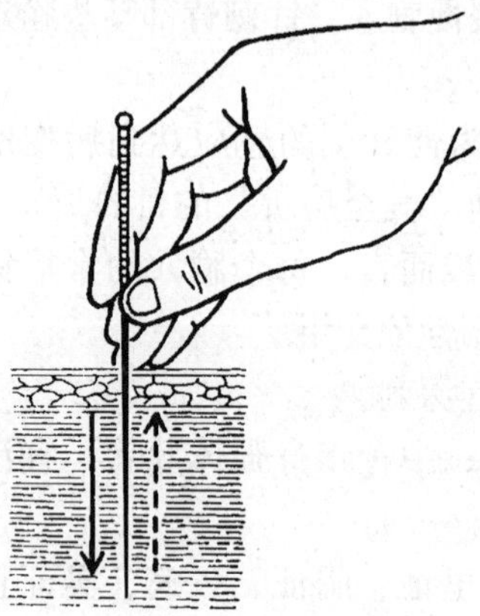

图2－23　提插法

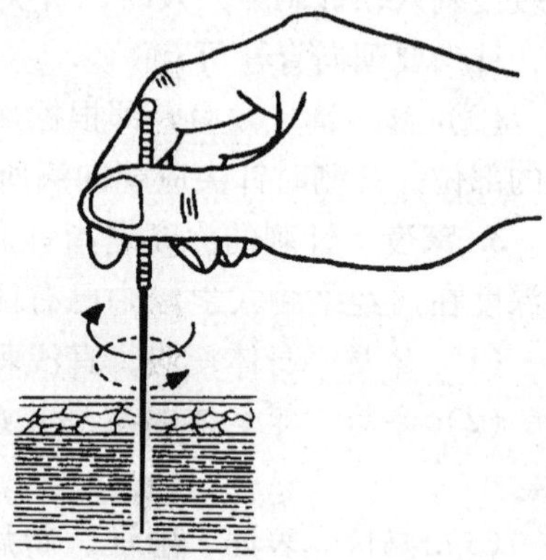

图2－24　捻转法

六、行针的辅助手法

1. 循法 是指在针刺后，或得气不显著时，用手指沿针刺穴位所属经脉循行路线的上下左右轻揉拍打，以促使气至的方法（图2－25）。《灵枢·刺节真邪论》说："用针者，必先察其经络之虚实，切而循之……视其应动者，乃复取而下之。"《灵枢·邪客》曰："左手执骨，右手循之。"《针经指南》将其列为下针十四法之一，指出："循者，凡下针于所属部分经络之处，用手上下循之，使气血往来而已是也。”《针灸大成》列为“下手八法”内，言：“凡下针，若气不至，用指于所属部分经络之路，上下左右循之，使气血往来，上下均匀，针下自然气至沉紧”；“循，循而通之。经曰：凡泻针，必以手指于穴上四旁循之，使令气血宣散，方可下针。”

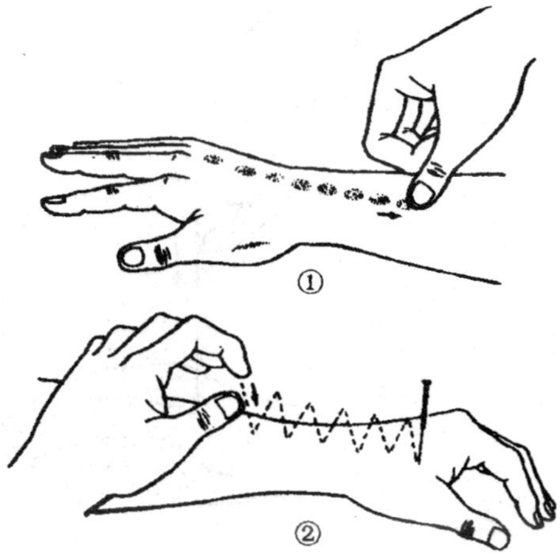

图2－25　循法

循法具有探察经络虚实和促使气至的作用。通过指循，能调和气血，导引经气，激发经气的运行，使针刺容易得气，从而达到调和阴阳、治疗疾病的目的。此法多用于进针后经气未至、得气迟缓的病人，又可促使针感传导，使气至病所，或缓解滞针。

2. 刮法　是以指甲刮动针柄以加强针感、助气运行的方法。古称抓法，《素问·离合真邪论》篇曰：“抓而下之。”姚止庵注：“抓，侧交切，以爪甲刮针也。”《医学入门》记载：“将大指爪从针尾刮至针腰，此刮法也，能移不忍痛，可散积年风，午后又从针腰刮至针尾”；“病在上刮向上，病在下刮向下，有挛急者，频宜刮切”。

刮法的操作方法较多，应用时可以任选。①双手操作法：以押手拇、食两指夹住针身下端，刺手拇指抵压针柄顶端，刺手食或中指指甲刮针柄；或以押手拇指指端压按针柄上端，略为向下用力，两手食指弯曲，指背相对，夹住针体，刺手拇指指甲在针柄上频频上下刮之。②单手操作法：以拇指抵住针尾，以食指或中指的指甲轻刮针柄；或以食、中指抵住针尾，以拇指指甲刮针柄；或以拇指、中指夹持针根部，用食指由上向下（或由下向上）刮动针柄（图2－26）。

通过刮针柄，使针体产生微微振颤，以激发经气的运行，这是一种催气、行气的手法。本法在穴位较浅的部位，不能提、按、抽、捣时，每多用之。这种方法的针感不强不弱，病人感觉舒适，适用于体质虚弱、精神过度紧张、过度疲劳、敏感性强和初诊的病人。

3. 弹法　是以手指轻弹针尾，使针体微微震动以加强针感、助气运行的一种催气手法。《素问·离合真邪论》曰：“弹而努之。”《灵枢·刺节真邪论》云：“用针者，必先察其经络之虚实……按而弹之。”窦汉卿将其列入下针十四法中，《针经指南》：“凡补时可用大指甲轻弹针，使气疾行也。”

弹法有两方面的内容，一为弹穴，一为弹针。弹穴即弹而努之，用手轻弹肌

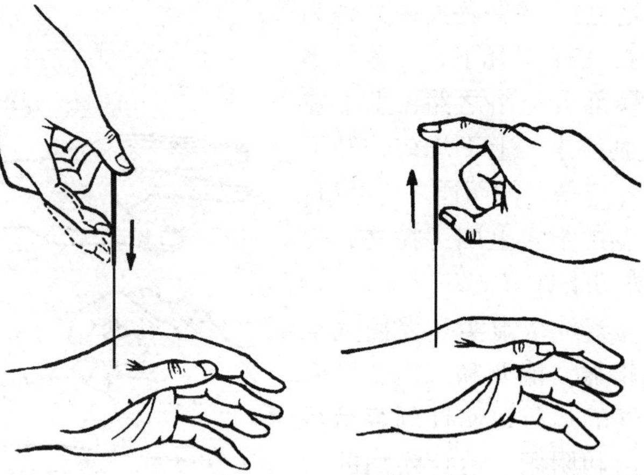

图 2－26　刮法

肤，使脉络气血充盈，具有辨别经络虚实、测知气血盛衰、促使气行的作用，用于针前。弹针，是在针刺得气后，以指甲轻弹针柄数次，具有加强针感使气速行的作用（图 2－27）。本法多用于下列情况：进针后经气未至或得气迟缓者；针感限于局部不能沿经传导者；针下紧急，不得捻转者。一般多在留针过程中使用。操作时用力不可过猛，频率也不可过快，以避免弯针。

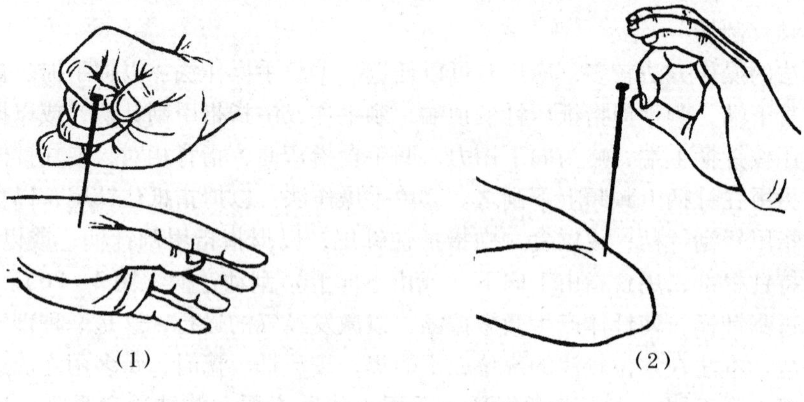

（1）　（2）

图 2－27　弹法

4. 搓法　是下针之后，将针单向捻转的一种手法。本法类似于捻转针法，搓法向一个方向捻针的幅度略大。《针经指南》："搓者，凡令人觉热向外卧针，似搓线之貌，勿转太紧。治寒而里卧针，依前转法，以为搓也。"《针灸大成》将其列为针刺的基本操作，"凡转针如搓线之状，勿转太紧，随其气而用之；若转太紧，令人肉缠针，则有大痛之患"。在"下针八法"中进一步分补泻："搓而转者，如搓线之貌，勿转太紧，转者左补右泻，以大指次指相合，大指往上，进为之左，大指往下，退为之右，此则左右补泻之大法也。"

搓法是以手指向左或向右，或向前或后地单向捻针（图 2－28）。通过针体的转动，可产生补泻作用，也有扩大针感的作用，同时因左右、前后转针，出现凉感和热感，是一种简单的热补、凉泻手法。应用搓法要根据指下的感觉适当用力，依具体情况掌握捻转角度，以免引起疼痛。

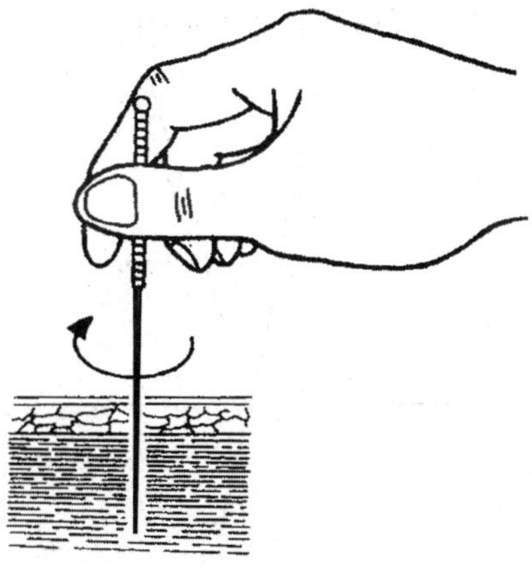

图 2－28 搓法

5. 盘法 是在腹部，用针作循环盘转以加强针感的一种方法。窦汉卿将其列入下针十四法中，《针经指南》："如针腹部，于穴内轻盘摇转而已。"《金针赋》记载："肚腹盘旋。"《针灸问对》分补泻，"如针腹部软肉去处，只用盘法……其盘法如循法之状，每次盘时，各须运转五次，左盘按针为补，右盘提针为泻，故曰盘以和气。如针关元，先刺入二寸五分，退出一寸，只留一寸五分，在内盘之。"

盘法是在得气后，将针由地部提至天部，使针倾斜，与皮肤呈 45°，以针孔为圆心，使针作弧形运动，以加强针感（图 2－29）。盘而带按为补，带提为泻。一般盘 90°，有时可盘 180°。适用于肌肉松弛丰盈处。

6. 摇法 是指在行针或出针过程中，摇动针柄，以加强针感，促使气行或排邪外出的一种方法。《灵枢·官能》："摇大其穴，气出乃疾。"《素问·调经论》："外门不闭，以出其疾，摇大其道，如利其路。"窦汉卿将其列入下针十四法中，《针经指南》："摇者，凡泻时，欲出针，必须动摆而出者，是也。"《针灸大成》："凡出针三部，欲泻之际，每一部摇一次，计六摇而已。以指捻针，如扶人头摇之状，庶使针孔开大也。"

摇法即搬动针柄，以针尖部位为支点，使针体往复摇动，摇而带提或边摇针边出针是泻，多用于浅表部位（图 2－30）。摇法还能加强针感，有促使针感向一定方向传导的作用。直针而摇，可以加强针感，如结合呼吸，提插捻转六数，即为"白虎摇头"法。卧倒针身而摇，可使针感向一定方向传导，如卧针斜刺或平刺而摇，一左一右，不进不退，即"青龙摆尾"法。

7. 飞法 针后不得气者，用刺手拇、食指执持针柄，细细捻搓数次，然后张开两指，一搓一放，反复数次，状如飞鸟展翅，故称飞法。《医学入门》曰："以大指次指捻针，连搓三下，如手颤之状，谓之飞。"此法的作用在于催气、行气，并使针刺感应增强。

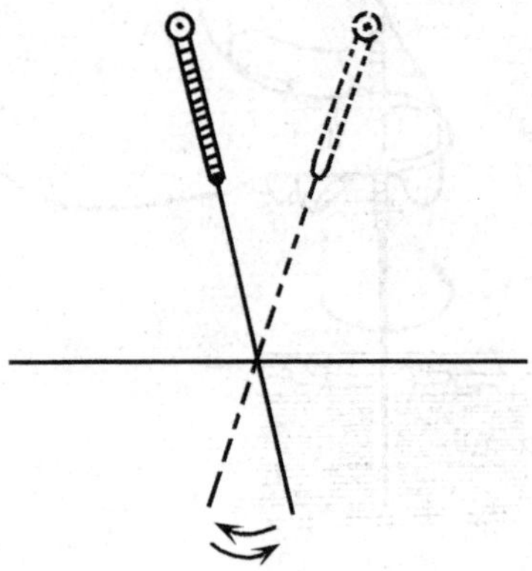

图2－29　盘法

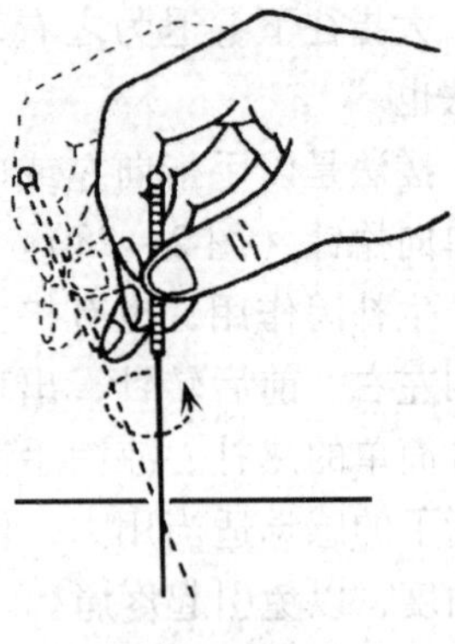

图2－30　摇法

8. 导气法　导气法又称调气法、运气法。导气法是指调节经气和控制针刺感应的方法。《针灸大成》说："有病远道者，必先使气直到病所。"在针刺得气的基础上，采用一定的手法调节经气，控制针刺感应，使经气从针刺部位沿经传导、扩散，达到病变部位，是提高针刺疗效的重要手段之一。导气的具体方法有四种：

（1）针芒法　即将针尖刺向病所。其法有二，一是先将针刺向一定深度，运用行针手法，待针下得气后，将针尖朝向病所，然后运用弹、摇等有助于催气、行气的手法。二是不待针刺得气，进针时即将针尖直指病所，向病所斜刺或横刺，然后再施手法。《针灸大成》载："转针向上气自上，转针向下气自下。"这样既可简化手法，也易于保持所激发的经气和所得的经气，直接将其趋向病所。本法对控制针刺感传方向，促使气至病所有较好的作用。

（2）按压法　也称按截法。针刺得气后将针保持在一定深度，在施用手法之前，医者先将押手的手指按压在针的上方或下方，若要针感上传则手按压针的下方以阻止针感向下传导。《金针赋》载："按之在前，使气在后，按之在后，使气在前。"

（3）通经接气法　针刺时，如遇到针刺感传不远时，特别是在关节部位通过困难的情况下，就需要在感传的终止处再刺一针，如还未传至病处，在其终止处再刺一针，这就是通经接气的意思，又叫"接力法"。

（4）呼吸法　古人认为呼吸能推动气血的运行，因而针刺配合呼吸可控制针刺的感应。如《金针赋》中说："病在上吸而退之，病在下呼而进之。"即病痛在取穴的上方，要在病人吸气时提针，可以使气上行；相反，病痛在取穴的下方，要在病人呼气时插针，可以使气下行。

应用导气法应注意几点：①明确诊断，确定疾病属经；②分清虚实，给予适当刺激；③针刺方向准确，深度适当；④掌握病机，慎守勿失。在实施操作中还应注意保持环境安静，无干扰。术者要全神贯注认真操作，病人应宽衣解带，身心放松，并仔细体察针感，给医者以积极的配合。

七、留针法

留针是指毫针刺入腧穴行针得气后或施行补泻手法后，将针留置在穴内。留针是毫针刺法的一个重要环节，与针刺治疗效果有直接的关系。通过留针可以加强针感，延长针感，也有候气和调气的作用。针刺得气后是否留针，留针时间的长短，应视患者体质、病情、腧穴位置而定。一般病症可留针 20～30 分钟，而慢性、顽固性、疼痛性、痉挛性疾病，可适当延长留针时间。某些急腹症、破伤风角弓反张者，必要时可留针数小时。而对老人、小儿及昏厥、休克、虚脱患者，不宜久留针。留针方法主要有以下两种。

1. 静留针法　静留针法是指当针刺入穴位后，要安静地多留一些时间，以待气至的方法。《素问·离合真邪论》说："静以久留。"本法多用于对针感耐受性较差的慢性、虚弱性患者。此外，还可以用于虚证或寒证病人，即"寒则留之"之法。

2. 动留针法　动留针法，即将针刺入腧穴行针得气后留针，在留针过程中施用行针手法，也称间歇行针法。《针灸大成》说："病滞则久留针。"通过动留针能增强针刺感应，达到补虚泻实的目的。此外，对针后经气不至者，可边行针催气，边留针候气，直待气至。

医者对留针必须重视，首先要排除不适于留针的患者，如不能合作的儿童、惧针者、初诊者、体质过于虚弱者；其次要排除不宜留针的部位，如眼区、喉部、胸部等；再次要排除不宜留针的病情，如尿频、尿急、咳喘、腹泻等类病症。对需要留针、可以留针者，在留针期间应时刻注意患者的面色和表情，防止晕针等意外发生。

八、出针法

出针是在行针或留针，达到针刺治疗目的后，将针拔出的操作方法，是整个针刺过程的最后一个操作程序。

出针的方法，是以押手拇指和食指持消毒干棉球轻轻按压针刺部位，刺手持针做轻微的小幅度捻转，并随势将针缓提至皮下（不可单手猛拔），静留片刻，然后迅速拔出。《针灸大成》："指拔者，凡持针欲出之时，待针下气缓，不沉紧，便觉轻滑，用指捻针，如拔虎尾之状也。”

出针时，依补泻的要求不同，分别采取“疾出”或“徐出”以及“疾按针孔”或“摇大针孔”的方法出针。出针后，除特殊需要外，都要用消毒棉球轻压针孔片刻，以防出血或针孔疼痛。

当针退完后，要仔细查看针孔是否出血，询问针刺部位有无不适感，检查核对针数有无遗漏，还应注意有无晕针延迟反应征象。

第五节　针刺补泻

一、针刺补泻概念

补法，是泛指能鼓舞人体正气，使低下的功能恢复旺盛的方法；泻法是指能疏泄病邪，使亢进的功能恢复正常的方法。针刺补泻就是通过针刺腧穴，采用适当的手法激发经气以补益正气、疏泄病邪，调节人体脏腑经络功能，促使阴阳平衡而恢复健康的方法。

二、针刺补泻原则

针刺补泻是根据《灵枢·经脉》中“盛则泻之，虚则补之，热则疾之，寒则留之，陷下则灸之”这一针灸治病的基本理论原则确立的两种不同的治疗方法。《灵枢·九针十二原》说：“虚实之要，九针最妙，补泻之时，以针为之。”《千金要方》也说：“凡用针之法，以补泻为先。”这是针刺治病的一个重要环节，也是毫针刺法的核心内容。

三、影响针刺补泻的主要因素

1. 机体的功能状态　在不同的病理状态下，针刺可以产生不同的调整作用(即补泻效果)。当机体处于虚惫状态而呈虚证时，针刺可以起到扶正补虚的作用。若机体处于虚脱状态时，针刺还可以起到回阳固脱的作用。当机体处于邪盛状态而呈实热、邪闭的实证时，针刺可以起到清热启闭、祛邪泻实的作用。例如，胃肠功能亢进而痉挛疼痛时，针刺可解痉止痛；胃肠功能抑制而蠕动缓慢、腹胀纳呆时，针刺可加强胃肠蠕动，促进消化功能，消除腹胀，增加食欲，故针刺具有双向良性调节作用。大量的研究证明，机体正气的盛衰，即功能状态是影响补泻效果的重要因素。

2. 腧穴特性　腧穴的主治作用，不仅具有普遍性，而且还具有相对特异性。

人体不少腧穴，如关元、气海、命门、膏肓、五脏俞穴等，都能鼓舞人体正气，促进功能旺盛，具有强壮作用，适用于补虚益损。也有很多腧穴，如人中、委中、十二井、十宣等穴，能疏泄病邪，抑制人体功能亢进，具有祛邪作用，适用于祛邪泻实。所以，针刺补泻的效果，与腧穴的特性也有密切的关系。

3. 针刺手法的作用　针刺补泻手法是对机体内不同状态进行治疗的主要手段，也是临床取效的关键，所以施术手法必须得当。在临床上为了使针刺产生补泻作用，古今针灸医家在长期的医疗实践过程中，创造、总结出不少针刺补泻手法。根据手法的特点，可将针刺补泻手法分为“单式补泻手法”和“复式补泻手法”两类。

四、常用针刺补泻手法

（一）单式补泻手法

1. 提插补泻法　提插补泻是根据针体在穴位内提插手法的轻重来区分补泻的针刺手法。《难经·七十八难》说：“得气，因推而内之，是谓补；动而伸之，是谓泻。”《针灸大成》：“凡补，针先浅而后深；泻，针先深而后浅。凡提插，急提慢按如冰冷，泻也；慢提急按火烧身，补也。”提插补泻法的作用是调和阴阳。

补法，以重插轻提为主，引导阳气入内，使阳气充实，有温补作用，可治疗经气不足、虚寒证。泻法，以重提轻插为主，引导邪气外出，有凉泻的作用，可治疗经气有余、实热证。

（1）补法的操作　针刺得气后，先浅后深，提插幅度小，频率慢，操作时间短，重插轻提，针下插时速度宜快，用力宜重，针上提时速度宜慢，用力宜轻，即慢提急按（图2－31）。

（2）泻法的操作　针刺得气后，先深后浅，提插幅度大，频率快，操作时间长，轻插重提，针上提时速度宜快，用力宜重，针下插时速度宜慢，用力宜轻，即急提慢按（图2－32）。

2. 捻转补泻法　捻转补泻是根据针体在穴位内捻转的方向、用力的轻重来区分补泻的手法。《针经指南》说：“以大指次指相合，大指往上进，谓之左；大指往下退，谓之右。”指出以拇指捻针为标准，其作用力向前进令针左转，或者向后退令针右转，用以区分针刺补泻。《针灸大成》：“左转从阳，能行诸阳；右转从阴，能行诸阴。”根据阴阳的顺逆作为补泻的依据。临床上常用于四肢部腧穴，尤其在欲使针感沿一定方向传导时，具有较好的行气、催气作用。守气时捻转可保持针感。

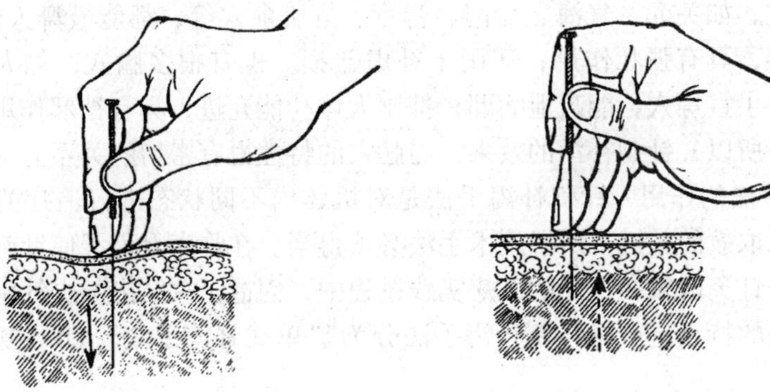

图 2 – 31　提插补法

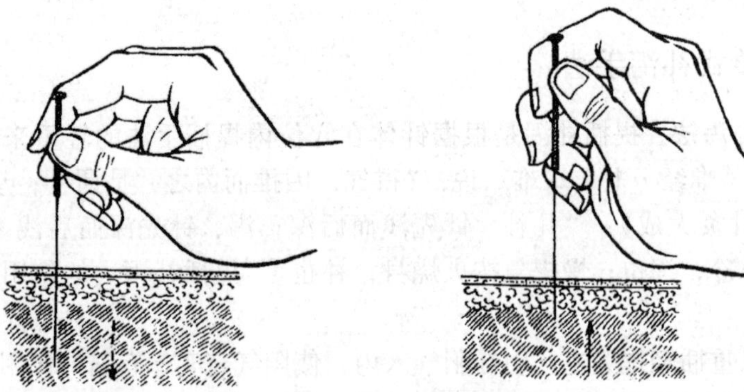

图 2 – 32　提插泻法

（1）**补法的操作**　针刺得气后，捻转角度小，用力轻，频率慢，操作时间短，拇指向前左转时用力重，指力沉重向下，拇指向后右转还原时用力轻，反复操作（图 2 – 33）。

（2）**泻法的操作**　针刺得气后，捻转角度大，用力重，频率快，操作时间长，拇指向后右转时用力重，指力浮起向上，拇指向前左转还原时用力轻，反复操作（图 2 – 34）。

3. 徐疾补泻法　是以针体在穴内，进针、出针的快慢区分补泻的针刺手法。《灵枢 · 九针十二原》指出："徐而疾则实，疾而徐则虚。"《灵枢 · 小针解》释为："徐而疾则实者，言徐内而疾出也；疾而徐则虚者，言疾内而徐出也。"说明缓慢地进针，快速地出针，为补法；反之，快速地进针，缓慢地出针，为泻法。

操作时，对于虚证，先在浅部候气，得气后将针缓慢地向内推进到一定深度，退针时快速提至皮下。这种徐进疾退手法，使阳气由浅入深，故为补法。对于实证，进针要快，一次刺入应刺深度，气至后，引气外出，出针时要缓慢，使邪气由深浅出，故为泻法。

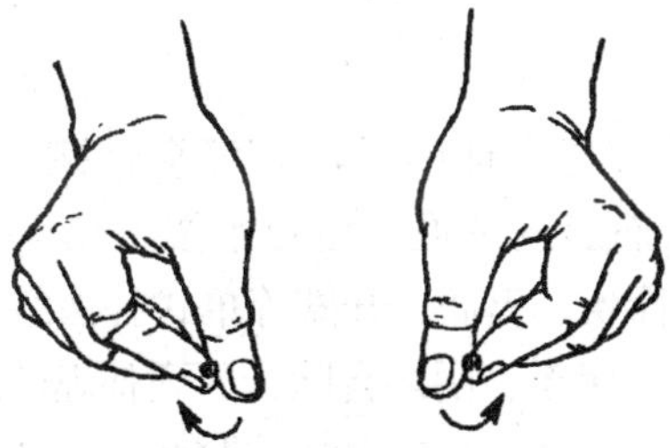

左转

图 2－33　捻转补法

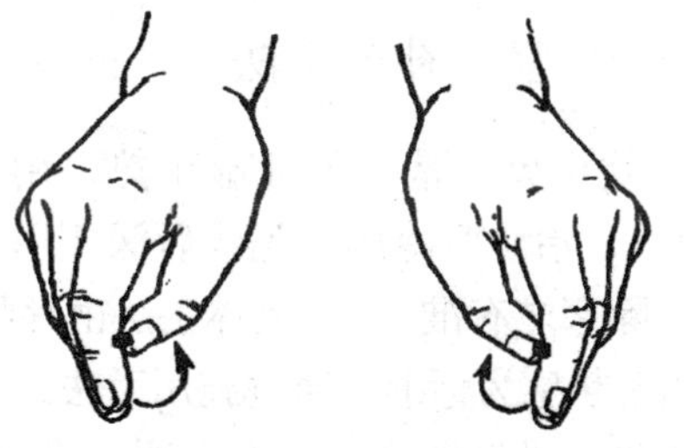

右转

图 2－34　捻转泻法

4. 迎随补泻法　迎随补泻见于《黄帝内经》，《难经》和历代医家有多种解释。有的认为迎随是补泻法的总称，泛指各种针刺补泻法，称为广义的迎随；有的认为是一种针向补泻，称为狭义的迎随。

进针时，针尖顺着经脉循行去的方向刺入，为补法；针尖迎着经脉循行来的方向刺入，为泻法。如针刺手三阴经穴，手三阴经从胸走手，将针尖顺经脉走行（向着手的方向）刺入为补法；反之，将针尖迎着经脉走行（向着胸的方向）刺入为泻法。

明代张世贤根据《难经·七十二难》所载“知营卫之流行，经脉之往来者，随其逆顺而取之，故曰迎随”，解释为“凡欲泻者，用针芒朝其经脉所来之处，迎其气之来未盛，乃逆针以夺其气，是谓之迎；凡欲补者，用针芒朝其经脉所去之路，随其气之方去未虚，顺针以济其气，是谓之随”。从此将迎随补泻操作具体解释为针向补泻法。

5. 呼吸补泻法　是指在针刺时配合患者的呼吸以区分补泻的方法。《针灸大成》说：“欲补之时，气出针入，气入针出；欲泻之时，气入入针，气出出针。”明确地指出了具体操作方法，即当患者吸气时进针、转针，呼气时退针、出针为泻法；反之，当患者呼气时进针、吸气时出针为补法。

6. 开阖补泻法　指在出针时以按与不按针孔来区分补法、泻法的操作方法。出针后速按针孔者为补法；出针时摇大针孔，出针后不立即揉按针孔者为泻法。《素问·刺志论》：“入实者，左手开针孔也；入虚者，左手闭针孔也。”《针灸大成》说：“补，左手闭针穴，徐出针而疾按之；泻，右手开针穴，疾出针而徐按之。”明确指出了开阖补泻的具体操作方法。

7. 平补平泻法　指针刺入一定深度得气后，缓慢均匀地提插、捻转的针法。这种方法与《内经》的“导气”法类似，与《神应经》的“平补平泻”（先泻后补）法和《针灸大成》的“平补平泻”（小补小泻）法不同，是针灸医家临床创用的针刺手法，主要用于虚实不明显的病证。

（二）复式补泻手法

1. 烧山火 是一种补虚生热，用于治疗虚寒证的手法。《金针赋》记载："烧山火，治顽麻冷痹，先浅后深，用九阳而三进三退，慢提紧按，热至，紧闭插针，除寒之有准。"其具体手法由呼吸、徐疾、提插、开阖等单式补法组成，以针下出现热感为标准，通过施用手法，使阳气隆至，阴寒自除，起到补虚的作用。

操作：进针时分天、人、地三部（即上、中、下三层）。进针时，速刺进针于皮下，少停，先在天部重插轻提，上下行针，反复 9 次，再少停，将针插入人部，如前法上下提插 9 次，少停，最后深刺至地部，再如前法提插 9 次，待操作完毕，将针一次提至皮下，此为一度，即三进一退（图 2－35）。

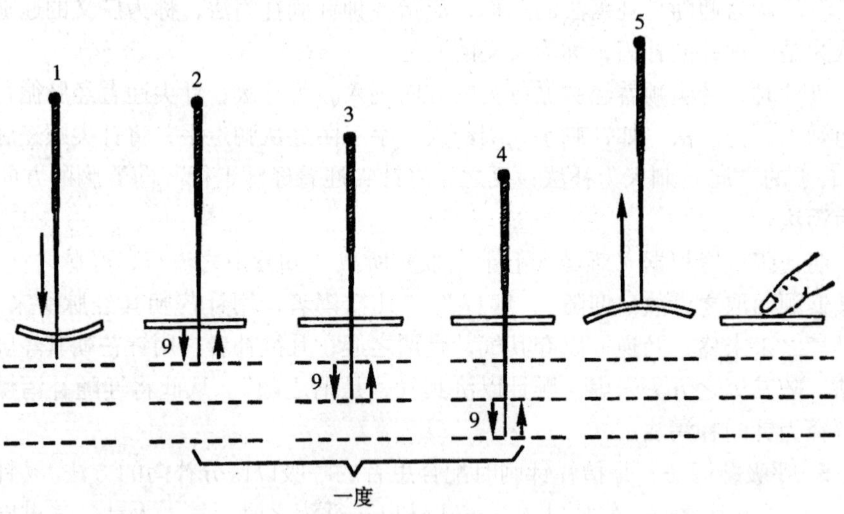

图 2－35 烧山火

在敏感的患者身上，手法至此，可有热的感觉，若第一度行针完毕，患者无热感，可如前法行第二度、第三度，连续做完，一般均可产生热感。如果三度之后仍无热感，可静留片刻，再继续按度数重做，直至产生热感为止。出针时揉闭针孔。

本法的三进一退是徐疾补泻中徐进疾出的补法；紧按慢提是插针时重而快，提针时轻而慢，为提插补泻的补法；行九数，为九六补泻法的九阳补数；出针扪穴，为开阖补泻法的补法。集四种补法于一式，有较强的温补作用，能温补脏腑经脉之气，治多种虚寒性的疾病，如伤寒三阴证、阳痿、遗尿、阴挺等。

施用本法，如数度过后只痛不热，说明患者机体反应迟钝，可令其结合口呼气、鼻吸气，按呼吸补泻法要求配合使用，也可配用刮针法。需注意的是一定要在得气的前提下按度施行，否则不易成功。

2. 透天凉　是一种用于实热病的凉泻手法。《金针赋》记载："透天凉，治肌热骨蒸，先深后浅，用六阴而三出三入，紧提慢按，徐徐举针，退热之可凭。"它集呼吸、徐疾、提插、开阖等单式泻法而成。

操作：速刺进针于皮下，少停，一次直达地部，在得气后轻插重提，上下行针 6 次，退针到人部，如前法轻插重提上下行针 6 次，再退到天部，如前法 6 次，此为一度，即"疾进徐出"、"一进三退"、"慢按紧提"、"行六阴数"等四法的结合（图 2 - 36）。

敏感的患者会有针下清凉的感觉。如第一度没有凉感，可如法连行三度。如仍不成功，停留片刻，反复依度施行，直到有凉感产生。出针时不闭孔穴。

如多度行针仍不成功，可配合呼吸补泻法，令病人口吸鼻呼，吸气时进针，呼气时出针，也可刮针柄 20 ~ 30 次。本法凉泻作用强，多用于实热性疾病，如中暑、高热、中风闭证等。

施用本法应在得气的前提下施行。施行部位必须选择肌肉丰满处的穴位，如环跳、曲池、足三里、合谷等。患者体位要舒适，并避免行针手法过重而致发生晕针。

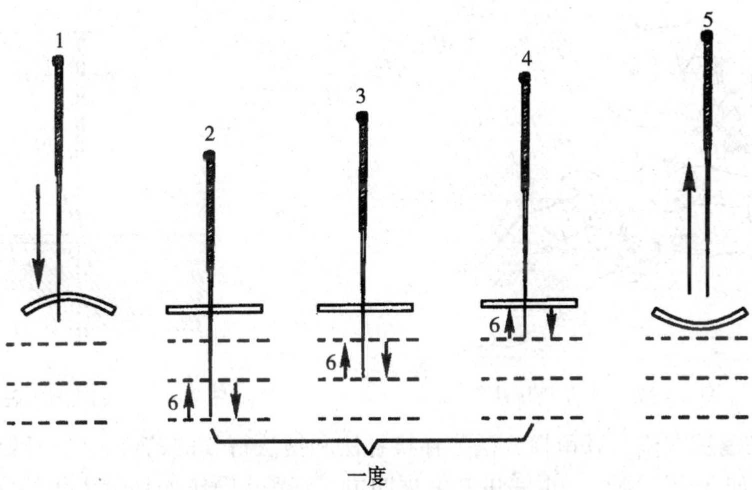

图 2 - 36　透天凉

（三）飞经走气四法

飞经走气四法是指青龙摆尾、白虎摇头、苍龟探穴、赤凤迎源四种具有行气和补泻作用的手法。

1. 青龙摆尾法 青龙摆尾法是在穴位浅层以针向行气，并摇摆针柄组成的复式手法，又称苍龙摆尾法。《金针赋》说："青龙摆尾，如扶船舵，不进不退，一左一右，慢慢拨动。"此法以行气为主，兼能补虚，有温通气血、推动经气运行的作用。

操作：进针得气后，提针至穴位浅层（天部），按倒针身，以针尖指向病所，执住针柄不进不退，向左右（在45°角以内）慢慢摆动，往返摆针如扶船舵之状（图2-37）。摇摆九阳之数，使针刺感应逐渐扩散。手法用毕后，缓缓将针拔出，急闭针孔。

2. 白虎摇头法 白虎摇头法是在深层得气而向外退针时，结合直立针身左右摇针的手法，又称赤凤摇头法。《金针赋》说："白虎摇头，似手摇铃，退方进圆，兼之左右，摇而振之。"此法以行气为主，兼能泻实，有清热泻火、祛风化痰等作用。

操作：进针至穴位深层（地部），得气后两指扶针尾向外退针，随病人呼吸摇动针体，左转一呼一摇，呈半圆形，由右下方摇着进至左上方（进圆）；右转一吸一摇，呈半方形，由左上方退至右下方（退方）（图2-38）。左右摇动，有如摇铃，其间要有停顿，以使针体振动。

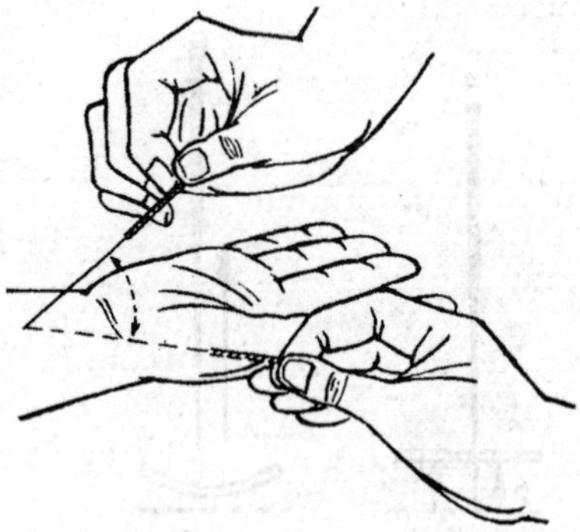

图2-37 青龙摆尾法

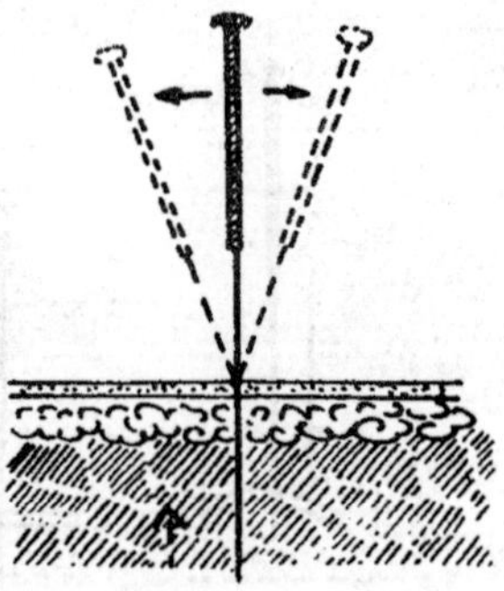

图2-38 白虎摇头法

3. 苍龟探穴法 苍龟探穴法是徐疾补法和搜法行气的结合。《金针赋》："苍龟探穴，如入土之象，一退三进，钻剔四方。"因其操作如乌龟入土探穴，钻剔四方之状而名。此法以行气为主，兼能补虚，有推动经气运行的作用，可使针感由浅入深，扩散四周。

操作：直刺进针得气后，自腧穴深层一次退至浅层皮下，依先上后下、自左而右的次序斜刺进针，更换针向；向每一方针刺，都必须由浅入深，分三部徐徐而行，待针刺得到新的针感时，则一次退至腧穴浅层皮下，然后改变针向（图

2-39）。临床可用于各种疼痛病证，以四肢肌肉丰厚处为宜。

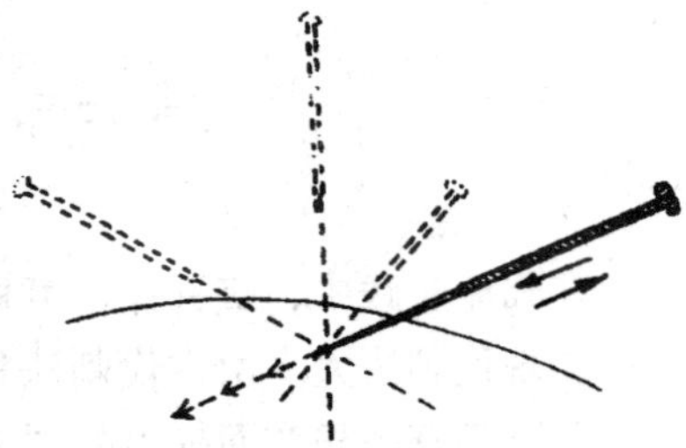

图2-39　苍龟探穴法

4. 赤凤迎源法　赤凤迎源法是徐疾泻法和飞法行气的结合。《金针赋》："赤凤迎源，展翅之仪，入针至地，提针至天，候针自摇，复进至原，上下左右，四围飞旋。"因其操作如飞鸟展翅之状而名。本法能行气，加强针感，通过一搓一放，使针感连续而不离去，以留气针下，促进气达患病之处。临床可用于各种疼痛、痿、痹等病证。

操作：先直刺进针至腧穴深层，再退针至腧穴浅层，待针下得气，针体自摇，插针至腧穴中层，边提插，边捻转；然后使刺手拇、食两指呈交互状，拇指头向前，食指头向后，将两指弯曲，由针根部用拇指肚及食指第一节桡侧自下而上沿针柄呈螺旋式搓摩（图2-40）。两指一搓一放，力度要均匀一致，使指感有如转针，但针体不能上提。

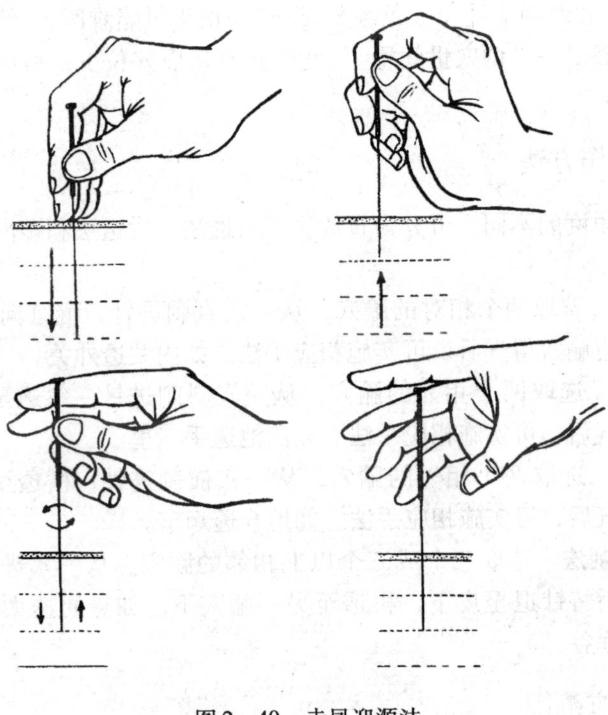

图2-40　赤凤迎源法

第六节　常用古代刺法

在临床实践中，毫针操作可根据腧穴解剖特点和病证治疗需要，采取不同的刺法。现代刺法大多由古代刺法发展而来，尤其在《灵枢·官针》篇中，记载了针对五脏有关病变而提出的“五刺”，以九针应九变的“九刺”和根据病变部位的深浅、大小等不同，提出的刺浅、刺深和发针多少以及运用不同针刺角度，以适应十二经各种病证的“十二刺”。本节根据《内经》及其他古医籍的记载，归纳出以针刺角度、方向不同，一针透达两个或多个穴位的透穴刺法；依病情需要采取的刺络放血刺法；依病变部位的深浅不同而实施的深浅刺法；在病变局部或腧穴处，用多根毫针刺入的多针刺法。

一、透穴刺法

透穴刺法又称为透针刺法、透刺法，指一针透达两个或多个穴位，治疗疾病的针刺方法。《扁鹊神应针灸玉龙经》云：“偏正头风痛难医，丝竹金针亦可施，沿皮向后透率谷，一针两穴世间稀。”此法具有选取穴位少，得气穴位多，治疗效果好的特点。

（一）操作方法

依据针刺角度的不同，可分为直透法、斜透法、横透法和多向透刺法，具体操作如下：

1. 直透法　选取两个相对的腧穴，从一穴直刺进针，继续向其对侧另一腧穴透刺，在相应腧穴得气后，可实施相应手法。如内关透外关。

2. 斜透法　选取两个相邻的腧穴，从一穴斜刺进针，斜透至另一腧穴下，在相应腧穴得气后，可实施相应手法。如曲池透手三里。

3. 横透法　选取两个相邻的腧穴，从一穴横刺进针，横透至另一腧穴下，在相应腧穴得气后，可实施相应手法。如地仓透颊车。

4. 多向透刺法　选取三个或三个以上相邻的腧穴，从一穴进针，透至另一腧穴下，得气后将针退至皮下，再透至另一腧穴下。如悬厘透太阳、提针透头维、再提针透率谷。

（二）适应范围

主要用于治疗面瘫、三叉神经痛、牙痛、中风偏瘫、头痛、胸痹、心悸、哮喘、胃下垂、胆道疾患、腰痛、痹证、痿证等。

（三）注意事项

1. 透穴刺法应因人施术。年轻体壮、气血旺盛、针刺耐受性强者宜用本法；年老体弱、气血虚弱、针刺敏感者慎用本法；孕妇、婴幼儿忌用本法。

2. 针尖刺入皮肤后，手法要轻柔，进针宜缓，一般在透刺穴位得气后，仅用小幅度提插捻转手法，以防给病人带来痛苦和滞针。

3. 注意针刺方向和深度，以防刺伤脏器、血管及神经。

4. 本法以相关腧穴得气为度，不一定要透达另一穴的表皮下，也不必穿透另一穴的皮肤而引起不必要的恐惧。

二、放血刺法

放血刺法又称放血疗法，是指放出适量的血液以治疗疾病的方法。《灵枢·官针》篇中的“络刺”、“赞刺”、“豹文刺”等刺法，均属放血刺法。此法刺激量大，多用于实热、瘀血证。

（一）络刺法

《灵枢·官针》云：“络刺者，刺小络之血脉也。”

1. 操作方法　用粗毫针浅刺体表瘀血小络脉出血。

2. 适应范围　主要用于疏泄热邪，治疗暑热高烧、惊风、中风、急性胃肠炎、小儿食积内热等。

3. 注意事项　针刺血络要深浅适宜，以血液自然流出为度。

（二）赞刺法

《灵枢·官针》云：“赞刺者，直入直出，数发针而浅之出血，是谓治痈肿也。”

1. 操作方法　用毫针直入直出，刺入浅而出针快，连续分散浅刺出血。

2. 适应范围　主要用于治疗痈肿、丹毒等。

3. 注意事项　因创面较大，必须严格消毒，以防感染。

（三）豹文刺法

《灵枢·官针》云：“豹文刺者，左右、前后针之，中脉为故，以取经络之血者，此心之应也。”

1. 操作方法　以病变局部或腧穴为中心，散刺出血，形如豹文。

2. 适应范围 主要用于经络瘀滞，治疗局部血肿、静脉曲张、静脉炎和热邪亢盛的急性结膜炎等。

3. 注意事项 因创面较大，必须无菌操作，以防感染。

三、深浅刺法

依病变部位而实施深浅不同的刺法，称为病位深浅刺法。《素问·调经论》云："病在脉，调之血；病在血，调之络；病在气，调之卫；病在肉，调之分肉；病在筋，调之筋；病在骨，调之骨。"故《素问·刺齐论》有刺皮、脉、肉、筋、骨浅深之分。

（一）深刺法

《灵枢·官针》云："分刺者，刺分肉之间也"；"合谷刺者，左右鸡足，针于分肉之间，以取肌痹"；"恢刺者，直刺傍之，举之前后恢筋急，以治筋痹也"；"关刺者，直刺左右尽筋上，以取筋痹，慎无出血，此肝之应也，或曰渊刺，一曰岂刺"；"短刺者，刺骨痹，稍摇而深之，致针骨所，以上下摩骨也"；"输刺者，直入直出，深内之至骨，以取骨痹，此肾之应也"。

1. 操作方法

（1）分刺法 用毫针直刺穴位至肌肉层，在肌肉层内行针使之得气，并根据情况，调节针刺方向与深浅。

（2）合谷刺法 取一根毫针，先直刺至穴位肌层深处，然后提至浅层，依次向左右两旁斜刺，使穴内针刺的轨迹成鸡足状（图2-41）。

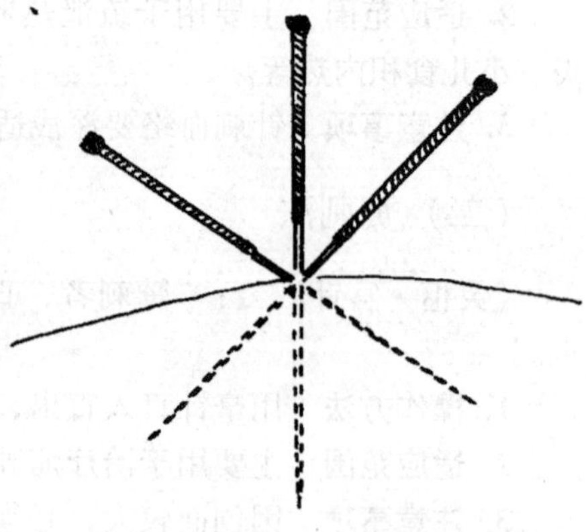

图2-41 合谷刺法

（3）恢刺法 用毫针从受损肌腱旁斜刺进针，捻转提插行针，将针提至皮下，配合关节屈伸活动。

（4）关刺法 用毫针直刺进针，刺入肌肉附着于关节处的压痛点。

（5）短刺法 进针由浅入深，边深入边摇动针柄，深刺至骨骼，在骨膜处作上下捣动，如摩刮骨状。

（6）输刺法（五刺） 直刺进针，深刺至骨骼，然后直出针。这种刺法与短刺大致相同，都是深刺至骨法。

2. 适应范围 分刺与合谷刺主要用于治疗各种肌肉和软组织损伤。如肌肉痉挛、肌肉萎缩、肌筋膜炎等可用分刺法；风湿痛和重症肌无力等可用合谷刺。恢刺法与关刺法主要用于治疗肌腱、韧带和关节病变。如肌腱拘急、活动受限、疼痛等。短刺与输刺主要用于治疗各种骨病及其引起的肢体疼痛、麻木与痿痹等。如颈椎病、腰椎增生、跟骨骨刺、类风湿性关节炎、骨关节炎等。

3. 注意事项

(1) 分刺与合谷刺为刺肉之法，必须刺到肌肉层，主要用于肌肉丰厚的部位，如臀部、四肢等。

(2) 用关刺法时应注意针刺方向与深浅。因肌腱、韧带常附着于四肢关节，血管丰富，且有关节软骨与滑囊等组织，如刺入不慎则易引起出血、疼痛，甚至会影响关节屈伸功能。

(3) 用恢刺法时，一般宜将针体提至穴位浅层后，再做关节屈伸活动，以避免弯针和折针。

(4) 短刺与输刺的针刺部位以病变局部或邻近腧穴为主，针刺方向与深浅应以至骨为度。

（二）浅刺法

《灵枢·官针》云："毛刺者，刺浮痹皮肤也"；"直针刺者，引皮乃刺之，以治寒气之浅者也"；"半刺者，浅内而疾发针，无针伤肉，如拔毛状，以取皮气"；"浮刺者，傍入而浮之，以治肌急而寒者也"。

1. 操作方法

(1) *毛刺法*　用镵针浅刺皮毛，现多以皮肤针叩刺。

(2) *直针刺法*　先捏起穴位两旁皮肤，使其隆起，然后持针沿皮刺入到皮下组织内。

(3) *半刺法*　用短毫针迅速浅刺透皮，不得损伤血络、肌肉，迅速出针而不留针。

(4) *浮刺法*　用毫针斜刺或沿皮刺入浅层肌肉。

2. 适应范围　适用于小儿感冒发热、泄泻、咳喘发作期、关节扭伤、陈旧性面瘫、斑秃及脂溢性脱发、肌肉拘急、全身酸楚、肌肤麻木不仁等。

3. 注意事项　小儿宜浅，疾进针，迅速出针；难治病症宜多穴浅刺，可留针。病症发作期或实证者宜少穴、独穴浅刺；病症缓解期、后期或正虚者宜多穴浅刺，针感宜轻微。

四、多针刺法

在病变部位或腧穴处，刺入多根毫针的方法称多针刺法。《灵枢·官针》篇中的“傍针刺”、“齐刺”、“扬刺”等刺法，均属多针刺法。现代临床常用的围刺法就是由此发展而来。此法可加强针感和刺激量，提高临床疗效。

（一）傍针刺法

《灵枢·官针》云：“傍针刺者，直刺、傍刺各一，以治留痹久居者也。”

1. 操作方法 取两根毫针，在病变局部或邻近腧穴，先直刺一针，再在其旁0.5～1寸处朝向直刺的针斜刺一针（图2－42）。

2. 适应范围 适用于压痛明显、固定不移、久治不愈的痹证和疼痛。如头痛、关节痛、肌纤维组织炎、腰背痛、足跟痛、腰椎增生症等。

3. 注意事项 两根毫针针刺的深度要基本相等。

（二）齐刺法

《灵枢·官针》云：“齐刺者，直入一，傍入二，以治寒气小深者。或曰三刺，三刺者，治痹气小深者。”

1. 操作方法 取三根毫针，在病变局部或邻近腧穴中心直刺一针，得气后，再在其上下或左右1～1.5寸处朝向直刺的针各斜刺一针，然后分别行针，使针感向深层及四周扩散（图2－43）。

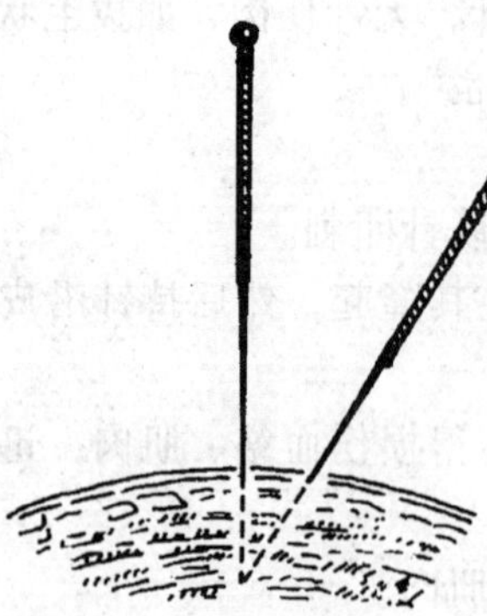

图2－42 傍针刺法

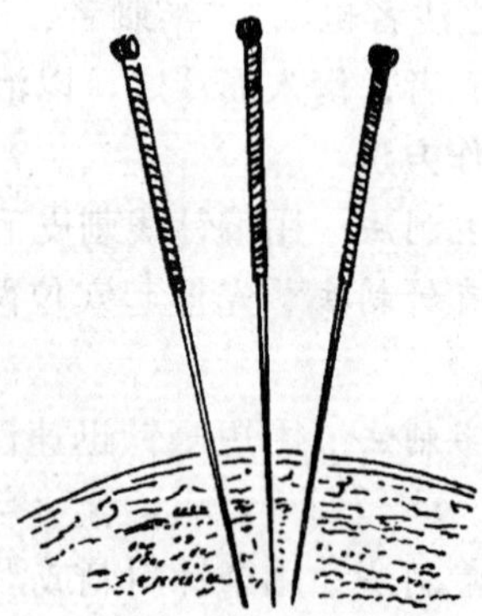

图2－43 齐刺法

2. 适应范围 主要用于寒湿久居、痛点固定、压痛明显而又缠绵不愈的痹证和疼痛。

3. 注意事项 三根毫针针刺的深度要基本相等。

（三）扬刺法

《灵枢·官针》篇云：“扬刺者，正内一，傍内四而浮之，以治寒气之博大者也。”

1. 操作方法　取五根毫针，先于病变局部或邻近腧穴中心直刺一针，得气后留针，再在其上下左右即病变部位旁，分别向病变中心各斜刺或沿皮刺一针（图2－44）。

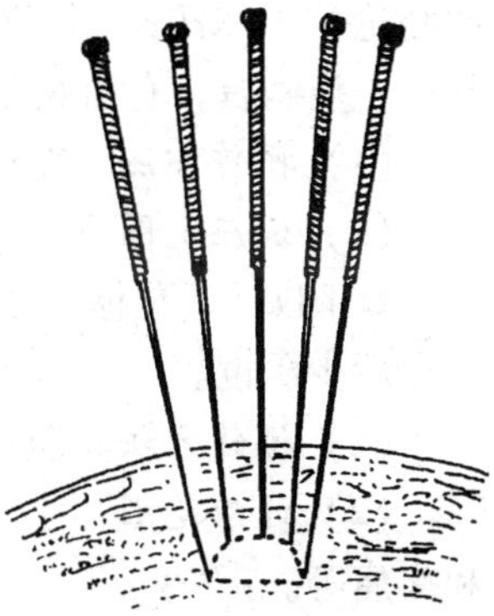

图2－44　扬刺法

2. 适应范围　适用于寒邪凝滞、经络气血痹阻所致的疼痛、麻木、局部肿胀，或病变范围较大、病位浅表者。如风湿痛、腱鞘炎、腱鞘囊肿等。

3. 注意事项

（1）针尖向内斜刺或沿皮刺至病变部位的基底部。

（2）扬刺法也属于浅刺法，但此法操作时需用5根毫针，故而列在多针刺法中。

（3）围刺法源于扬刺法，操作用5根以上毫针，分别由患部边缘处斜刺或沿皮刺向病变中心，并在病变中心处再直刺一针。

五、其他刺法

（一）选穴原则

1. 经刺　《灵枢·官针》云：“经刺者，刺大经之结络经分也。”

（1）操作方法　以毫针针刺经脉所过部位、气血瘀滞结聚不通之处。

（2）适应范围　主要用于疏通经络，治疗经络瘀滞、气血不通所致局部红肿，疼痛和脏腑、经络的其他病症。

2. 输刺（九刺）　《灵枢·官针》云：“输刺者，刺诸经荥输、藏腧也。”

（1）操作方法　以毫针针刺相应特定穴中的荥输、背俞穴。

（2）适应范围　主要用于治疗相关脏腑、经络的病症。

3. 远道刺　《灵枢·官针》云：“远道刺者，病在上，取之下，刺府输也。”

（1）操作方法　上病下取，即循经取穴的针刺方法。

（2）适应范围　府输原指六腑在足三阳经上的下合穴，故而一般用于治疗六腑的疾患。但临床上对于病在上、取之下，病在下、取之上的这种循经远道取穴法，除用于治疗腑病以外，还用于治疗相关的脏腑病和经脉病。

（二）配穴方法

1. 巨刺、缪刺　《灵枢·官针》云：“巨刺者，左取右，右取左。”《素问·

调经论》王冰注："巨刺者，刺经脉，左痛刺右，右痛刺左"；"缪刺者，刺络脉，左痛刺右，右痛刺左。"

（1）操作方法　左病取右，右病取左，左右交叉取穴的针刺方法。

（2）适应范围　主要用于治疗面瘫、牙痛、中风等。

2. 阴刺　《灵枢·官针》云："阴刺者，左右卒刺之，以治寒厥，中寒厥，足踝后少阴也。"

（1）操作方法　左右双穴同用的针刺方法。

（2）适应范围　主要用于治疗阴寒证，如下肢寒厥、足心冷痛、四肢厥冷和疼痛等。

3. 偶刺　《灵枢·官针》云："偶刺者，以手直心若背，直痛所，一刺前，一刺后，以治心痹。刺此者，傍针之也。"

（1）操作方法　先用手循按前胸募穴和后背俞穴，前后对偶斜刺；或在痛点上一针刺前胸，一针刺后背。

（2）适应范围　主要用于治疗心痹和心气不舒的心胸疼痛。

（三）大写刺

《灵枢·官针》云："大写刺者，刺大脓以铍针也。"

1. 操作方法　用铍针切开排脓，或用三棱针放出血液或黏液。

2. 适应范围　主要用于治疗疮疡、腱鞘囊肿。

（四）焠刺

《灵枢·官针》云："焠刺者，刺燔针则取痹也。"

1. 操作方法　将烧红的针对准病变的局部，迅速刺入一定深度，并迅速将针退出。

2. 适应范围　主要用于治疗寒痹、瘰疬等。

（五）输刺（十二刺）

《灵枢·官针》云："输刺者，直入直出，稀发针而深之，以治气盛而热者也。"

1. 操作方法　垂直进针，刺入较深，得气后垂直退出，乃从阴引阳之法。

2. 适应范围　主要用于治疗气盛有热的病证，如大便秘结等。

（六）报刺

《灵枢·官针》篇云："报刺者，刺痛无常处也。上下行者，直内无拔针，以左手随病所按之，乃出针复刺之也。”

1. 操作方法 取一根毫针，先在痛处直刺一针，不立即出针，再以左手在痛处上下循按，并询问病人是否有压痛，找到新痛点后，将前针拔出，再复刺新痛点，根据痛点的多少，决定复刺的针数。

2. 适应范围 主要用于治疗游走性病痛，如行痹等。

第七节 慎针穴刺法

慎针穴刺法是指针对容易发生意外的腧穴，必须谨慎操作的针刺方法。这些腧穴多分布于头面颈项、胸背腰腹，特别是以眼区、颈项、胸背最为集中。导致意外的原因多由医者操作不当造成，必须严格按照操作要求进行针刺。

一、头面颈项部腧穴

（一）眼部腧穴

1. 睛明 嘱病人闭目，押手拇指将眼球略推向外侧并固定，以30～32号毫针点刺破皮，针体沿眼眶边缘缓缓刺入，一般进针0.5～1寸。如继续深刺，送针速度应更缓慢，如感到针尖有阻力，即使是十分轻微的，也应略加退出变换方向再刺。除非极有经验，深度不可超过1寸。一般不用提插、捻转手法。如针刺过深，累及视神经时医者觉针尖有黏滞感，病人则感眼内火花闪烁、头痛、头晕，严重者恶心、呕吐。所以，本穴不宜深刺，以0.5寸内较为安全；1寸内易刺破血管，引起眼内血肿；如超过1寸，则容易损伤眼内其他组织结构，引起严重后果。进针后应直刺，如针尖偏向后外方，进针深度超过1.7寸时，有可能刺入眶上裂，损伤颅中窝内的海绵窦，或三层脑膜以及大脑颞叶，造成颅内出血，病人可出现剧烈头晕头痛，恶心呕吐，以致休克死亡。

2. 承泣 令病人双目正视或上视，持30～32号毫针，快速点刺破皮，针尖略朝上，缓缓进针，至0.5～1.5寸深，以有针感为宜。如无针感，可稍作留针，即停针待气后再略加调整针刺的方向或深度。如仍无针感，即应留针，不必强求。若深度超过1.5寸时，多可刺伤眼动脉主干；超过1.9寸时，即深达眶上裂及其深部结构，可造成有关组织的损伤。

3. 攒竹 向眉中或眼眶内缘平刺或斜刺0.5～0.8寸；或向下透刺睛明0.3～0.5寸，治疗眼疾；或用透刺法，透鱼腰0.8～1.2寸，治疗头痛、面瘫；或从眶上切迹向外下斜刺眶上孔0.3～0.5寸，治疗眶上神经痛。本穴一般浅刺，从眶上孔刺入时应用细毫针缓慢送针，如有阻力，不宜再进。如刺破深部血管可引起明显出血，严重者表现为局部肿胀，上眼睑下垂难以睁眼。平刺时要操作熟练，以减轻疼痛；斜刺透睛明时，应避开血管，以防出血。

4. 球后 令病人目上视或正视，用拇指轻托眼球固定，沿眶下缘针尖略向内上方，朝视神经方向缓慢进针，深度 0.5～1.2 寸。此穴不宜深刺，一般不可超过 1.5 寸，若超过 2 寸时，容易刺伤视神经、海绵窦、颅内动脉及垂体等眶内和颅内的结构；更不宜行提插、捻转手法。此穴因血管分布丰富，针刺易引起出血。一旦出血，病人可有眼球突胀感，局部呈现青紫。

（二）耳部腧穴

翳风 直刺 0.5～1 寸。超过 1.5 寸可刺中迷走神经，引起迷走神经反应。针尖不可向下，以免刺中颈动脉窦，引起颈动脉窦综合征。

（三）面部腧穴

1. 下关 直刺 0.5～1 寸或向耳侧斜刺 1.5 寸。本穴下有三叉神经第三支（下颌神经），直刺过深可刺中该神经的主干或分支，引起损伤。所以如果病人感受到穴区疼痛、发热或触电感，即应将针上提，不可再深刺。

2. 四白 直刺 0.3～0.5 寸，斜刺 0.5～1 寸，平刺 1.5～2 寸。本穴在直刺深度不超过 0.5 寸或进行平刺时一般不会发生损伤性意外事故，但如针尖进入眶上孔，并继续进入眶下管时，当进针深度超过 1 寸，即有可能刺伤眼球，所以不宜过深。

3. 水沟 取仰卧位，向上斜刺 0.3～0.5 寸。本穴是人体中针感反应最为强烈的穴区之一，临床上出现的意外多为诱发癔性发作。据观察，这类意外事件常发生于刺激过强之时，所以本穴的针刺手法在一般情况下不宜过重（急救除外），对有癔病史者，尤应如此。

（四）项部腧穴

1. 哑门 俯伏正坐位，头微前倾，项肌放松，经第二颈椎棘突上缘向下颌方向垂直缓慢刺入 0.5～1 寸。因该穴深部有脊髓，故不可深刺，进针要缓慢，切忌行重度提插、捻转手法。进针深度不可超过 1.5 寸，否则可刺伤脊髓颈段，病人出现传向四肢的闪电麻木感，或头痛、头晕等症状，较重者可引起蛛网膜下腔出血。

2. 风府 向下颌方向垂直刺入 0.5～1 寸，缓慢进针，不可大幅度提插、捻转。因该穴深部有延髓，故针刺过深有生命危险，一般控制在 1.5 寸内较为安全。若刺入延髓，针下有松软感，病人全身有触电感，恐慌惊叫，轻者可有头痛、眩晕、心慌、出汗等，重者呼吸困难，继而昏迷。

3. 风池　针尖微下，向鼻尖方向斜刺 0.8～1.2 寸；或向对侧风池穴透刺 1.5～2 寸。该穴深部重要结构为延髓和椎动脉，若向对侧眼睛内眦方向直刺过深，超过 1.5 寸时，可刺伤延髓下段或脊髓上段，甚可危及生命，故针刺深度以小于 1.2 寸为宜。

（五）颈部腧穴

1. 人迎　深部触压颈总动脉搏动，避开颈总动脉直刺 0.3～0.8 寸。本穴针刺深度以不超过 0.8 寸为宜，否则易伤及迷走神经。另外，在进针时如有针尖黏滞感、明显的搏动感，表明已触及颈动脉，即应出针或变换针刺方向。人迎正确深刺方向应恰经过颈动脉鞘前内方，若偏向外侧，即有刺中颈总动脉的可能；若过于偏外，则可刺穿颈内静脉，以致刺中迷走神经。迷走神经中包含支配心脏活动的副交感纤维。病人可自觉心悸、胸闷，出现面色苍白，常导致严重后果，乃至危及生命。因此，进针不可偏向外侧，不可过深，手法不宜过重。

2. 扶突　正坐仰靠或仰卧位，直刺 0.5～0.8 寸。不可深刺，进针深度以 0.5～0.8 寸以内为宜，而且也不能行较大幅度的捻转、提插手法，以免刺伤深部颈总动脉和血管鞘内的重要结构。

3. 廉泉　向舌根部斜刺 0.5～0.8 寸或向两侧斜刺，不留针，切忌大幅度提插、捻转，以防出血。应选用 28 号或 30 号毫针，不可太粗，以防伤及咽喉。

二、胸腹部腧穴

（一）胸部腧穴

1. 天突　先与皮肤成 90°角直刺 0.2～0.3 寸，然后将针尖向下，紧靠胸骨柄后缘、气管前缘，以押手扶持针体缓慢用弯刺法向下刺入 1～1.5 寸。刺时针下有空松感，病人有咽喉紧张感。留针时嘱病人少做吞咽动作。针刺深度不可过深，因本穴区下为气管，且在胸骨上窝处肌层覆盖较浅，易刺中气管软骨，若刺入气管环间的韧带，易穿透气管壁，伤及气管壁和气管黏膜。病人可自觉喉中作痒，引起剧烈咳嗽、血痰，针体随之强烈颤动。若深刺方向偏后，可刺中主动脉弓或无名动脉，造成出血。医者针下有柔软而具弹性的阻力，针感搏动明显。病人有胸闷、疼痛感觉，涌吐血痰，剧烈咳嗽，面色苍白，肢冷汗出，甚至窒息死亡。若朝胸骨柄后面刺入过深或向两侧偏离，易刺伤肺前界引起气胸，肺气肿病人尤易发生，故不可深刺。一旦刺伤胸膜，病人可出现呼吸困难等症状。

2. 缺盆 正坐或仰卧位，直刺或斜刺0.3～0.5寸。针刺不宜过深，正常体格者不超过0.5寸，避免超过第一肋骨。深刺可穿过前锯肌、肋间肌、壁胸膜、胸膜腔、脏胸膜，刺伤肺脏引发气胸。刺及臂丛神经时，出现电击感向上肢放射。不可捣刺。

3. 云门 向外斜刺0.5～0.8寸。直刺如超过0.5寸时，即可能进入胸腔，造成气胸。

4. 中府 取仰卧位或正坐位，向外斜刺0.5～0.8寸。直刺如超过0.5寸时，即可能进入胸腔，造成气胸。如必须直刺，以刺入0.2～0.3寸为宜。

5. 库房 向外斜刺0.5～0.8寸。不可深刺，以免刺入肋间肌、壁胸膜、胸膜腔、脏胸膜而损伤肺脏引起气胸。注意避开血管，因针尖方向不当可刺伤腋静脉而引起出血。

6. 膺窗 向内斜刺或平刺0.5～0.8寸。不可深刺和直刺，特别是左侧膺窗，其深面为心脏，深刺易导致心、肺损伤，发生针灸意外事故。

7. 天池 斜刺或平刺0.5～0.8寸。不可深刺或直刺，否则易刺入胸腔，刺伤心、肺。

8. 神封 斜刺或平刺0.5～0.8寸。不可针刺太深或直刺，以免刺伤心脏。

9. 乳根 仰卧位，斜刺0.5～0.8寸。穴区胸壁较薄，易刺伤肺脏，造成气胸。针刺左侧乳根穴过深可损伤心脏。

10. 步廊 斜刺或平刺0.5～0.8寸。不可直刺或深刺，以免伤及深部心、肺脏器。

11. 鸠尾 向下斜刺0.5～1寸。不宜进针过深，以免刺伤肝、心等脏器。另外，肺气肿或者因肺过度膨胀，容积增加，横膈下降，更须小心操作，以免刺伤肺脏，发生气胸。

12. 期门 向外斜刺0.5～0.8寸。不可深刺。左侧期门深部为胃和横结肠，右侧期门深部为肝脏。如果针刺过深，针尖可穿过肋间外肌、肋间内肌、膈肌、腹膜腔，而刺伤内部器官。特别是针刺右侧期门，可造成肝脏损伤，引起肝脏出血，后果较为严重。同时，针刺右侧期门还较容易刺伤胆囊，尤其是在结石、炎症、肿瘤等病理情况下，由于胆汁充盈，胆囊体积增大，表面粗糙，缺乏应有的弹性、张力，更易刺伤胆囊壁。直刺过深或由于方向不正确，还可能刺伤肺脏，发生气胸，甚至可刺伤主动脉而导致死亡。

（二）胁部腧穴

1. 极泉 以手扪住搏动的动脉，在指尖引导下，于动脉后缘直刺0.5～1.2寸。若刺中臂丛神经或其分支，病人可出现向前臂乃至手指放射的触电感，注意此时不可反复捣刺，宜于点刺三四下后出针，以免损伤神经。如深刺进入腋腔后，切忌大幅度提插，因其内部组织疏松，并且腋静脉壁与深筋膜联系紧密，保持扩张状态，如不慎刺破血管，可造成血肿。

2. 大包 向外斜刺0.5~0.6寸。不可深刺或直刺，以免损伤心、肺。

3. 京门 向肋骨游离端，直刺0.5~1寸。不可深刺，否则易刺伤内部脏器。针刺左侧京门过深，可刺伤脾脏，特别是在病理情况下，如疟疾、黑热病、血吸虫等使脾脏体积增大，游离度低于正常，脆性增加时，更易发生针灸意外事故。如不慎刺入腹腔，针尖触及脾脏被膜时，医者手下可有阻力感，应立即退针，不可再进针、提插。

4. 章门 侧卧位，斜刺0.8~1寸。不可深刺，否则针尖可在腹横肌深面穿过腹横筋膜、腹膜外脂肪、腹膜壁层进入腹膜腔，刺伤内部脏器。左侧章门可刺伤脾脏。右侧章门可刺伤肝脏。如果针刺不慎，还可引起肋间动脉破裂。

（三）腹部腧穴

1. 巨阙 直刺0.5~1寸。本穴深部为肝脏，不可深刺。

2. 日月 向外斜刺0.5~0.8寸。穴区胸壁较薄，深面有重要脏器，左侧日月深层正对胃大弯近胃底处，右侧则正对肝之前缘，故不宜深刺。

3. 承满 直刺0.5~1寸。注意不可深刺，毫针进入腹腔，可伤及胃腑，发生胃穿孔等意外事故。向上斜刺时，特别是肺气肿病人，易刺伤胸膜、肺脏发生气胸。

4. 上脘 直刺0.5~1寸。本穴区深面为肝下缘及胃幽门部。不可针刺过深，以免刺伤胃及肝脏。向右斜刺易损及肝脏，特别是在病理情况下，如肝脏肿大，由于肝组织脆弱，肝细胞变性，表面粗糙，易发生针灸意外事故；肝硬化时更易破裂，后果相当严重。

5. 梁门 直刺0.5~1寸。不可针刺过深，以免损伤内部重要器官，如导致胃穿孔等意外事故。斜刺左侧梁门穴过深，可刺伤脾脏。斜刺右侧梁门穴过深，可刺伤胆囊，特别是在病理情况下，更易伤及。

6. 中脘 直刺0.5~0.8寸。不可针刺过深，否则可刺穿腹横筋膜、腹膜外脂肪、壁腹膜，进入腹膜而刺中胃，引起腹膜炎。特别是在饱餐、饭后针刺尤须注意。因为胃扩张时，胃、十二指肠体积增大，胃壁变薄，内压增高，针刺不当易导致胃穿孔、破裂；在慢性胃炎、胃溃疡、肿瘤等情况下，组织结构存在病理改变，也易发生针灸意外事故。不可向上方深刺，否则可刺伤肝前缘，引起出血。肝、脾肿大病人尤须慎重。

7. 腹哀 直刺0.5~0.8寸。不可针刺太深，以免损伤内部脏器。特别是针刺左侧腹哀穴时不可向背部方向斜刺，以免刺伤脾脏。

8. 建里 直刺0.5~1寸。本穴深部为横结肠，针刺过深，针尖可刺穿腹横筋膜、腹膜外脂肪、腹膜壁层而进入腹腔，损伤深部脏器如横结肠、胃等，所以不可深刺。

9. 下脘 直刺0.5~1寸。本穴深部为横结肠。如直刺过深，针尖可刺破腹膜进入腹膜腔；若深刺超过1寸，可能损及胃下缘或横结肠。

10. 水分 直刺0.5~1寸。本穴深部为小肠。不可深刺，以免损伤深部小肠。

11. 天枢 直刺0.8~1.2寸。不可深刺，否则可穿过腹直肌鞘后层、腹横筋膜、腹膜外脂肪、壁腹膜，进入腹膜腔而刺中小肠，造成损伤。

12. 神阙 可在严格消毒的条件下，直刺0.5~0.8寸。本穴一般不用针刺，多用灸法。目前大量临床实践表明，针刺该穴，只要消毒严密、手法得当，并无禁忌。针刺不宜过深，一般不超过1寸，否则易刺伤小肠。必须严格消毒，以免感染。针前用安尔碘消毒穴位皮肤或先用碘酊消毒穴位，再用75%乙醇脱碘，并擦净皱褶中污垢。进针时宜慢，可行捻转手法，幅度不宜过大。针后不宜拔火罐，针后须再涂以安尔碘或碘酊消毒针眼。

13. 气海 直刺0.5~1寸。本穴深部为小肠，不可深刺，如直刺超过1寸时，针尖可刺入腹膜腔，刺中空、回肠；如深度超过2.5寸，则可刺破腹部主动脉。向下斜刺易刺破膀胱。

14. 石门 直刺0.5~1寸。本穴深部为小肠，不可深刺，以免刺伤空肠造成肠穿孔。

15. 水道 直刺0.8~1.2寸。本穴深部为膀胱，不可深刺，以免刺伤膀胱。

16. 不容 直刺0.5~0.8寸。不可进针太深，以免刺伤肺脏发生气胸。正常人进针直刺不超过1寸，肺气肿病人更须小心谨慎。针刺右侧不容穴，还有刺伤胆囊的可能。

17. 关元 直刺0.5~1寸，或向下透刺1.5~2寸。本穴深部为小肠，直刺深度不宜超过1.2寸。本穴在膀胱充盈时，毗邻膀胱，所以一般应直刺，只可向下透刺而不宜斜刺。

18. 归来 直刺0.8~1.2寸。不可深刺或向腹中线方向斜刺，尤其是在膀胱充盈时，以免刺伤膀胱。

19. 中极 直刺0.5~1寸，针前排尿。本穴深部为乙状结肠。不可深刺，以免刺入腹膜腔，刺中小肠。不可向下斜刺，以防膀胱充盈时被刺伤。

20. 曲骨 直刺0.5~1寸。此穴深部为膀胱。针前宜先排小便，并不宜深刺，否则针尖可刺入腹膜腔，刺中膀胱或回肠壁。因小儿膀胱平时即高出于骨盆上方，贴腹前壁，故较成人更易发生意外事故。

21. 气冲　直刺 0.8 ~ 1.2 寸，或由外向下外阴部斜刺 1 ~ 1.5 寸。进针过深，可刺入腹股管中，在此处男性有精索通过，女性有子宫圆韧带，故不宜深刺，以免刺伤上述结构。

三、背腰骶部腧穴

（一）背部腧穴

1. 大椎　头向前倾，微斜向上直刺 0.5 ~ 1 寸，或沿皮下向下斜刺 1 ~ 1.5 寸。本穴深部相当胸Ⅰ、Ⅱ节段水平。不可深刺，否则可刺穿黄韧带，再进则刺穿硬脊膜、蛛网膜、软脊膜，伤及脊髓。病人被刺中脊髓时，可有触电感向四肢放射，并出现惊恐感，应立即出针。

2. 肩井　直刺 0.5 ~ 0.8 寸。针刺时应十分小心，不可太深，以免发生晕针或气胸。该穴区内胸膜脏层有纤维小梁，活动范围极小；而右胸膜前界与右肺之间的间隙很小，加之胸膜囊的最上部胸膜顶，高出锁骨内侧端以上 1 ~ 3cm，所以针刺该穴特别是右侧肩井过深，更易刺伤肺脏。若进针朝下方过深，有可能穿透第一肋间隙，伤及其深部的胸膜壁层及肺上叶；若进针朝前内方过深，经第一肋之上方，则可能刺穿胸膜顶及肺尖，均可引发气胸。

3. 陶道　直刺 0.5 ~ 1 寸。先直刺 0.2 ~ 0.3 寸，再略向上刺入 0.5 ~ 0.8 寸；或向下斜刺 1 ~ 1.2 寸。本穴不可深刺，直刺进针在 1 寸以内，以免损伤脊髓。

4. 风门　向脊柱方向斜刺 0.5 ~ 0.8 寸。该穴区深面及外侧肌肉较薄，直刺或斜刺，可经肋间隙刺穿胸壁，刺伤肺脏，造成气胸。故针刺深度不宜超过 1 寸。

5. 心俞　向脊柱方向斜刺 0.5 ~ 0.8 寸。该穴深面有肺脏，故不可深刺。针尖向外斜刺则可刺伤肺，引发气胸，也可刺伤心脏。背部肌肉距心脏较远，中间隔肺，但如针刺较深亦可同时造成心肺的损伤，后果严重。

6. 阳纲　向脊椎方向斜刺 0.5 ~ 0.8 寸。不可深刺，病人作中度呼吸时，肺下缘浮动较大，深刺可刺伤肺，引起气胸。肺气肿病人更应注意。

7. 脾俞　向脊柱方向斜刺 0.5 ~ 0.8 寸。该穴深层及外侧肌肉较薄，直刺或向外斜刺，易刺穿胸壁进入肋膈窦内，甚者可伤及肝、肾等重要脏器，所以不可深刺。

（二）腰部腧穴

1. 肓门　斜刺 0.5 ~ 0.8 寸。因该穴深部为肾脏，针刺深度直刺以小于 0.8

寸为宜，否则可穿透腹后壁刺入肾脏。若刺中肾脏，医者针下有阻力增大感觉，病人可出现腰部酸痛或腹痛。若肾实质损伤，可见血尿、肾区血肿和包块。

2. 命门 向上斜刺 0.5～1 寸或向下平刺 1～2 寸。不可深刺，以免刺伤脊髓。当刺过黄韧带后，医者针下有阻力突然消失的落空感，此时不可再深刺，否则针可透过硬脊膜、蛛网膜进入蛛网膜下腔。若刺及蛛网膜下腔的马尾，可出现下肢强烈的触电感。

3. 肾俞 直刺 0.5～1 寸。穴位的深面为腹后壁，与肝脏、肾脏等器官毗邻，故不可深刺。亦不可向外斜刺，以免刺伤肾脏。

4. 志室 斜刺 0.5～0.8 寸。本穴不可深刺，针刺方向以呈 45°向脊柱方向斜刺最为安全。因本穴位于肾区，针刺朝外呈外上、外下方向深刺均可能刺中肾脏，发生意外事故。

（三）骶部腧穴

长强 俯卧位或膝胸位，紧靠尾骨前面斜刺 0.8～1 寸，针尖与骶骨平行。如针刺过深，再行提插、捻转等手法，针尖可在直肠壁上刺激成小孔；当排便使腹压升高时，粪便可从针孔溢出，其深部感染可引起盆腔腹膜炎，浅部感染可引起坐骨肛门窝脓肿。

四、上肢和下肢部腧穴

（一）上肢部腧穴

1. 列缺 向肘部斜刺 0.5～0.8 寸。本穴针刺时要注意避免损伤桡神经，其症状表现为拇指外展上举功能受限，拇、食指皮肤痛、温觉丧失。如毫针刺激并大幅度提插、捻转，出现穴区疼痛、发热或有上通下达的触电感时，应停止刺激并将针略向上提后留针或出针。

2. 合谷 直刺 0.5～1 寸。本穴穴区肌肉较娇嫩，特别是小儿，若针刺过深，提插、捻转幅度过大，电针电流强度过大或穴位注射药物刺激性过大等，均可损伤该穴区肌肉，发生瘢痕、挛缩病变，造成手部功能障碍。轻者局部红肿、疼痛，1 周左右消失。重者渐渐呈现拇指内收状，外展功能明显障碍，部分病人可合并掌指关节屈曲或指关节过伸畸形，亦有人伴食指桡侧畸形。大多数病人可在拇收肌附近摸到条索状硬结，病程久者，大鱼际群可有不同程度萎缩。另外，本穴孕妇慎用针刺，尤其禁用强刺激。

3. 神门 直刺 0.3～0.5 寸。本穴桡侧为尺神经，位置较浅，稍向桡侧即可刺中，产生向手尺侧及指端放射触电感，此时应停止运针并略向外退针。若造成尺神经损伤，日久可出现小鱼际萎缩，小指和环指运动障碍。

4. 内关　直刺0.5~1寸。进针稍偏向桡侧可刺及正中神经干，产生向手指尖的触电感。若正中神经损伤，可影响拇指外展、屈曲和对掌，指端温、触、痛觉消失，桡动脉搏动减弱。

5. 曲池　直刺0.5~1寸。若刺及桡神经干，可产生前臂外侧、手背外侧向指端放射的强烈触电感。如果造成桡神经损伤，可出现垂腕及桡神经支配区痛觉丧失，严重损伤者可出现桡侧伸腕长肌以下或伸腕前肌以下完全或不完全麻痹。

（二）下肢部腧穴

1. 环跳　直刺2~3寸。坐骨神经正当穴位处，刺中该神经，可产生强烈的向大腿、小腿直至足部放射的触电感，针尖偏向内侧，则可刺中股后侧皮神经，触电样感只放射到大腿后面和大腿上部。坐骨神经损伤，可表现为沿坐骨神经通路及其分布区域出现疼痛、麻木及行走无力、肌肉弛软等症状。

2. 阳陵泉　直刺1~1.5寸，酸胀感向下扩散；或沿胫骨后缘水平垂直刺入透阴陵泉，可深达3寸，整个膝部酸胀。如刺激不当可造成腓神经损伤，表现为垂足，不能伸足、提足扬趾及伸足外翻，行走时足不能举起，呈跨阈步态。

3. 足三里　直刺1~2寸。若针刺超过2寸以上，可刺中胫神经。胫神经损伤，可出现足与足趾不能屈曲，足内收受限，跟腱反射及跖反射消失，行走时以足跟着地，不能以足尖站立。

4. 涌泉　直刺0.5~0.8寸。本穴针感较为强烈，且有一定的升高血压的作用，在治疗血压不稳定的中风病人时，特别是脑出血病人，不宜针刺过深，刺激过强，以免引起再度中风。

第八节　针刺异常情况

针刺异常情况是指针刺过程中病人出现某种不应有的异常情况，如晕针、滞针、弯针、折针、针后异常感及损伤内脏和神经等。这些情况常常是可以避免的，应随时注意加以预防。一旦出现上述情况，应立即进行有效的处理，否则将会给病人造成不必要的痛苦，甚至危及生命。

一、晕针

晕针是在针刺过程中病人发生的晕厥现象。

【原因】多见于初次接受针刺治疗的病人，可因体质虚弱、精神紧张、劳累过度、饥饿、大汗、大泻、大失血后或因体位不当、施术者手法过重，或因诊室内空气闷热、过于寒冷、临时的恶性刺激等，而致针刺时或留针过程中病人脑部暂时缺血发生此症。

【症状】轻者感觉精神疲倦，头晕目眩，恶心欲吐；重者突然出现心慌气短，面色苍白，出冷汗，四肢厥冷，脉细弱而数或沉伏，甚而神志昏迷，猝然仆倒，唇甲青紫，大汗淋漓，二便失禁，脉细微欲绝。

【预防】主要根据晕针发生的原因加以预防。对初次接受针治者，要做好解释工作，消除恐惧心理。对体质虚弱或年迈者应采取卧位，取穴宜少，手法宜轻。对过累、过饥、过饱的病人，应推迟针刺时间，待其体力恢复、进食后再进行针刺。注意室内空气流通，消除过热、过冷因素。医者要随时注意观察病人的神态变化，询问其感觉。

【处理】立即停止针刺，退出全部已刺之针，扶病人平卧，头部放低，松解衣带，注意保暖。轻者静卧片刻，给饮温开水或糖水，即可恢复。重者，在行上述处理后，可指按或针刺急救穴，如水沟、素髎、内关、足三里、涌泉等穴，也可灸百会、关元、气海。若仍人事不省、呼吸细微、脉细弱，可配合其他治疗或采取现代急救措施。

二、滞针

滞针是指在行针时或留针后医者感觉针下涩滞，捻转、提插、出针均感困难，而病人则感觉剧痛的现象。

【原因】病人精神紧张，或因病痛或当针刺入腧穴后，致使局部肌肉强烈痉挛；或行针手法不当，捻针朝一个方向角度过大，肌纤维缠绕于针体；或针后病人移动体位或留针时间过长，均可引起滞针而使出针困难。

【现象】针在体内，捻转、提插和出针均感困难，若勉强捻转、提插时，则病人痛不可忍。

【预防】对初次接受针治者和精神紧张者，做好针前解释工作，消除紧张情绪。进针时应避开肌腱，行针时手法宜轻，不可捻转角度过大，切忌单方向捻转。选择较舒适体位，避免留针时移动体位。

【处理】对由于病人精神紧张或肌肉痉挛而引起的滞针，须做耐心解释，消除紧张情绪，延长留针时间，或用手在邻近部位作按摩，以求松解，或在邻近部位再刺一针，或弹动针柄，以宣散气血、缓解痉挛；如因单向捻转过度，需向反方向捻转；如因病人体位移动，需恢复其原来体位，再将针取出。切忌强行硬拔。

三、弯针

弯针是指进针和行针时，或当针刺入腧穴及留针后，针身在体内形成弯曲的现象。

【原因】术者进针手法不熟练，用力过猛、过快且不正；或针下碰到坚硬组织；或进针后病人体位有移动；或外力碰撞、压迫针柄；或因滞针处理不当，而造成弯针。

【现象】针体弯曲，针柄改变了进针时的方向和角度，提插、捻转和出针滞涩而困难，病人感觉疼痛。

【预防】术者手法要熟练，用力均匀；病人体位适当，留针过程中不可移动体位；针刺部位和针柄要防止受外物碰压。

【处理】出现弯针后，不要再行任何手法。弯曲度较小的，可按一般拔针法，将针慢慢拔出；针身弯曲度较大的，应顺着弯曲方向慢慢将针起出；体位移动所致的弯针，应先帮助病人恢复原来的体位，待局部肌肉放松后，再缓缓将针起出；针体弯曲不止一处者，须结合针柄扭转倾斜的方向逐次分段外引。切忌不可强拔猛抽而引起折针、出血等。

四、折针

折针又称断针，是指针体折断在人体内。

【原因】针刺前检查不认真，使用质量低劣或有隐伤之针具；或进针后病人体位有移动；或外力碰撞、压迫针柄；或是遇有弯针、滞针等异常，处理不当，并强力抽拔；或针刺时将针身全部刺入，强力提插、捻转，引起肌肉痉挛；或应用电针时突然加大电流等原因，均可导致折针。

【现象】在行针或出针过程中，针体突然折断，或出针后发现针身折断，针身部分露于皮肤之外，或全部没于皮肤之内。

【预防】针前必须仔细检查针具，特别是针根部分，更应认真刮拭。凡连接过电针机的毫针，应淘汰不用。针刺时不可使针体全部进入腧穴，体外应留一定的长度。行针和出针时，如果发现有弯针、滞针等异常情况，应及时正确处理，不可强力硬拔。应用电针时应逐渐加大电流强度，切忌突然加大电流。

【处理】术者应镇定沉着。嘱病人保持原有体位，以防残段隐陷。如皮肤尚露有残端，可用镊子钳出。若残段与皮肤相平，折面仍可看见，可用左手拇、食两指在针旁按压皮肤，使之下陷，相应地使残段露出皮肤，右手持镊子轻巧地拔出。如残段没于皮内或肌肉深层时，应在 X 线下定位，手术取出。

五、针后异常感

针后异常感是指出针后病人遗留酸痛、沉重、麻木、酸胀等不适的感觉。

【原因】多半是行针手法过重；或留针时间过长；或体位不适。

【现象】出针后病人不能挪动体位；或遗留酸痛、沉重、麻木、酸胀等不适的感觉；或原症状加重。

【预防】选穴要精炼，行针手法要轻柔适度，避免手法过强和留针时间过长。出针后用手指在局部上下循按，可减少针后异常感的发生。

【处理】一般出针后让病人休息片刻，不要急于离去。用手指在局部上下循按，或加艾条施灸，即可消失或改善。

六、针刺损伤

（一）出血和血肿

出血是指出针后针刺部位出血；血肿是指针刺部位出现的皮下出血引起的肿痛现象。

【原因】针尖弯曲带钩，或刺伤血管所致，有的则为凝血机能障碍。

【现象】出针后针刺部位出血；针刺部位出现肿胀疼痛，继则皮肤呈现青紫、结节等。

【预防】仔细检查针具，熟悉人体解剖部位，避开血管针刺。行针手法要匀称适当，避免手法过强，并嘱病人不可随意改变体位。出针时立即用消毒干棉球按压针孔。对男性病人，要注意排除血友病。

【处理】出血者，可用棉球按压较长的时间。若微量的皮下出血而引起局部小块青紫，一般不必处理，可自行消退。若局部肿胀疼痛较剧，青紫面积大而且影响活动功能时，可先做冷敷，止血后再做热敷，以促使局部瘀血消散吸收。

（二）创伤性气胸

针刺引起创伤性气胸是指针具刺穿了胸腔且伤及肺组织，气体积聚于胸腔，从而造成气胸，出现呼吸困难等现象。

【原因】主要是由于针刺胸部、背部和锁骨附近的穴位过深，针具刺穿了胸腔且伤及肺组织，气体积聚于胸腔而造成气胸。

【现象】病人突感胸闷、胸痛、气短、心悸，严重者呼吸困难、紫绀、冷汗、烦躁、恐惧，甚则血压下降，出现休克等危急现象。检查可见患侧肋间隙变宽，胸廓饱满，叩诊鼓音，听诊肺呼吸音减弱或消失，气管可向健侧移位。X线胸部透视可见肺组织被压缩现象。病情轻者，出针后并不出现症状，而是经过一段时间后才慢慢感到胸闷、疼痛、呼吸困难。

【预防】针刺治疗时，术者必须思想集中，选好适当体位，根据病人体型肥瘦和腧穴的位置，掌握进针深度和角度，施行提插手法的幅度不宜过大。对于胸部、背部及缺盆部位的腧穴，最好平刺或斜刺，且不宜太深，一般避免直刺，留针时间不宜过长。如有四肢部位的同效穴，尽量不用胸背部腧穴。

【处理】一旦发生气胸，应立即出针，采取半卧位休息，要求病人心情平静，切勿恐惧而反转体位。一般漏气量少者，可自然吸收。同时要密切观察，随时对症处理，如给予镇咳、消炎药物，以防止肺组织因咳嗽扩大创口，加重漏气和感染。对严重病例如发生呼吸困难、发绀、休克等现象应及时抢救，如胸腔排气、少量慢速输氧、抗休克等。

（三）刺伤内脏

针刺引起内脏损伤是指针刺内脏周围腧穴过深，针具刺入内脏引起内脏损伤，出现各种症状的现象。

【原因】主要是术者缺乏解剖学和腧穴学知识，对腧穴和脏器的部位不熟悉，加之针刺过深，或提插幅度过大，刺入内脏而致内脏损伤。

【现象】刺伤肝、脾时，可引起内出血，病人可感到肝区或脾区疼痛，有的可向背部放射；如出血不止，腹腔内积血过多，会出现腹痛、腹肌紧张，并有压痛及反跳痛等急腹症症状。刺伤心脏时，可出现心前区剧烈疼痛，高度气急，发绀，昏厥，以致休克，其则心脏骤停；如心功能损害，则见严重心律失常、心悸、胸闷，以致心力衰竭。刺伤肾脏时，可出现腰痛，肾区叩击痛，血尿，严重时血压下降、休克。刺伤胆囊、膀胱、胃、肠等空腔脏器时，可引起局部疼痛、腹膜刺激征或急腹症症状。

【预防】努力学好腧穴学和解剖学，掌握腧穴结构，明辨穴下的脏器组织。操作时，注意凡有脏器组织、大的血管、粗的神经处都应改变针刺方向，避免深刺。同时注意体位，避免视角产生的谬误。肝、脾、胆囊肿大及心脏扩大的病人，如针刺胸、背、胁、腋部的穴位不宜深刺；尿潴留、肠粘连的病人，如针刺腹部的穴位不宜深刺。

【处理】损伤轻者，卧床休息后一般即可自愈。损伤严重或出血明显者，应密切观察，注意病情变化，特别是要定时检测血压。对于休克、腹膜刺激征，应立即采取相应措施进行救治。

（四）刺伤脑脊髓

刺伤脑脊髓是指针刺颈项、背部腧穴过深，针具刺入脑脊髓，引起头痛、恶心等现象。

【原因】脑脊髓的表层分布有督脉腧穴及华佗夹脊穴等许多针刺要穴。如风府、哑门、大椎、陶道、华佗夹脊等。针刺过深或进针方向不当，均可伤及脑脊髓，造成严重后果。

【现象】如误伤延脑时，可出现头痛、恶心、呕吐、抽搐、呼吸困难、休克和神志昏迷等。如刺伤脊髓，可出现触电样感觉向肢端放射引起暂时性瘫痪，有时可危及生命。

【预防】凡针刺第十二胸椎以上的督脉腧穴及华佗夹脊穴，都要认真掌握进针深度和进针方向。风府、哑门，不可向上斜刺，也不可针刺过深。悬枢穴以上的督脉穴及华佗夹脊穴均不可针刺过深。行针中只宜用捻转手法，尽量避免提插，禁用捣刺手法。

【处理】应立即出针。轻者，应安静休息，经过一段时间可自行恢复。重者应配合有关科室如神经外科，进行及时的抢救。

（五）刺伤周围神经

刺伤周围神经是指针刺引起周围神经损伤，出现损伤部位感觉异常、肌肉萎缩等现象。

【原因】在有神经干或主要分支分布的腧穴上，行针手法过重，刺激时间过长。

【现象】如误伤外周神经，当即出现一种向末梢放散的麻木感；一旦造成损伤，该神经分布区可出现感觉障碍，包括麻木、发热，痛觉、触觉及温觉减退等，同时有程度不等的功能障碍、肌肉萎缩。

【预防】在有神经干或主要分支分布的腧穴上，行针手法不宜过重，刺激时间不宜过长，操作手法要熟练，留针时间不宜过长。

【处理】应该在损伤后 24 小时内即采取针灸、按摩、理疗、中草药等治疗措施。同时，应配合维生素类药物、辅酶 A 及三磷酸腺苷等，并嘱病人加强功能锻炼。

第三章　灸　法

灸法是我国传统医学中的一朵奇葩，是刺法灸法学的重要组成部分，是人类最早用于治疗疾病的方法之一。

灸法是我国古代劳动人民长期与疾病作斗争并不断总结、完善的结晶。其历史悠久，起源与人类学会使用火有着密切的关系。距今50万年前的猿人已经开始用火，取火方法的掌握为灸法的产生创造了条件。

从湖南长沙马王堆汉墓出土的帛书《足臂十一脉灸经》和《阴阳十一脉灸经》来看，灸法的产生早于针法。在春秋战国时期，灸法就已经相当盛行。随着社会的发展，灸法的技术水平在不断地提高。特别是在新中国成立后，灸法有了突飞猛进的发展。

第一节　灸法的概念和特点

一、灸法的概念

灸法，古代称之为灸焫（ruò，音若），也称为灸疗法。“灸”在《说文解字》中被释为：“灸，灼也，从火久声。”意为烧灼的意思。所以，原本的灸法是指以点燃施灸材料，在体表腧穴或病变部位烧灼、温熨，借助温热的刺激作用，来治疗疾病的一种方法。

社会在不断发展，灸法无论是在形式上，还是在内容上都随之有了很大的拓展与充实。如今灸法的概念是指运用产生高温、低温的手段及药物贴敷刺激发泡等方法，作用于人体的腧穴或病变部位，通过调整经络、脏腑功能，从而达到扶正祛邪以防治疾病的方法。

灸法使用的高温，通常是用点燃施灸材料的方法来获得，这也被称为火热灸法。古时所用的材料很多，目前多以艾为首选。目前在临床上，有用电作为热源的电热灸；有用电激发二氧化碳气体分子，使其产生激光，用低功率的二氧化碳激光照射穴位，而产生热效应的光灸；也有利用红外材料作为辐射源，照射腧穴，而使其产生温热效应。

灸法使用的低温，是运用现代制冷技术来实现的。在临床上使用的有冷冻针灸治疗仪和电子穴位冷疗仪，也有用液氮冷冻穴位来治疗疾病的。

在灸法中，还有被称为“发泡灸”、“天灸”或“自灸”的方法，是将一些具有刺激性的药物，涂敷于穴位或患病局部的皮肤，敷药后可使皮肤充血、起泡，发泡部位形似火燎灼伤之灸疮，治疗作用亦与用火之灸法相同。为此古人把这类治疗方法也归为灸法之列。

二、灸法的特点

灸法与针刺法一样同属于中医外治法的范畴，具有操作简单、使用方便，经济价廉、取材容易，适应证广、疗效显著，安全可靠、毒副作用少的特点。

灸法不仅在治疗上具有独特而有效的治疗作用，适用于寒证、虚证、阴证、慢性病及阳气虚所致的虚寒证，而且在防病保健方面具有更为重要的应用与开发价值。灸法与针刺法相比，在防治疾病上，不仅各具特色，各有所长，而且在临床上常被医家同时并举，以达相辅相成、相互为用的目的，这已成为古今医家的共识。如《灵枢·官能》就有“针所不为，灸之所宜”的记载。《医学入门》有“凡药之不及，针之不到，必须灸之”的说法。唐朝著名医家王焘在其《外台秘要》中称灸法为“要中之要，无过此术”。由此可见，灸法在中医治疗学上具有重要的地位。

三、施灸的材料

施灸的材料，可用者甚多，但古今均以艾为主，也有针对不同病情之需要，选择其他施灸材料的。

1. 艾　艾为菊科，自然生长于山野之中，在我国各地均有生长，但古代以蕲州所产的艾为最佳，故“蕲艾”之称闻名于世。

(1) 艾叶的采收　艾在农历4～5月间，当叶盛花未开时采收。采收时将艾叶摘下或连枝割下，晒干或阴干后备用。艾叶中纤维质较多，水分较少，同时还有许多可燃的有机物，是理想的施灸材料。

(2) 艾绒的制作　施灸时所用的艾绒，是将采收的艾叶充分晒干后，放置于石臼或其他器械中，进行反复捣杵碾压，筛去杂梗和泥沙杂质，使之细碎如棉絮状。根据捣筛加工的程度不同，艾绒可分为若干等级。临床上，直接灸一般选用细艾绒做成小艾炷施灸；间接灸则多选用粗艾绒做成大艾炷施灸。

(3) 艾绒的选择 艾绒的质量直接影响施灸的疗效。好的艾绒，无杂质，干燥，细柔棉软，便于搓捏成大小不同的艾炷。劣质艾绒，杂质多，不易被捏成团，燃烧时火力爆燥，易使人感觉灼痛，难以忍受；杂质多而粗大时，燃烧时常有爆裂，爆散的燃烧着的艾绒容易灼伤皮肤。

新产的艾绒含有较多挥发油，直接用新艾施灸，火力过强，易于伤人。存放久的艾绒，内含的挥发油消失殆尽，则灸火之力愈加柔和，更适合于人体的施灸，用此施灸效力大，疗效好。故《孟子·离娄》有“犹七年之病，求三年之艾也”之说。《本草纲目》说：“凡用艾叶，须用陈久者，制令细软，谓之熟艾，若生艾灸之，则易伤人肌脉。”故以存放陈久的艾绒为上品。

(4) 艾绒的保藏 艾绒易于吸水，保藏不善，易受潮、霉烂和生虫，影响燃烧。特别是在我国的南方，平时应将艾绒保藏于干燥之处，或存放于密闭干燥的容器内，当天气晴朗时，可对艾绒反复地进行曝晒，以防潮湿、霉变和生虫。

(5) 艾叶的药理作用 《本草纲目》记载：“艾叶能灸百病。”《本草从新》曰：“艾叶苦辛，生温，熟热，纯阳之性，能回垂绝之阳，通十二经，走三阴，理气血，逐寒湿，暖子宫，止诸血，温中开郁，调经安胎……以之灸火，能透诸经而除百病。”概括起来艾叶具有温经散寒、扶阳固脱、消瘀散结、防病保健的作用。

2. 其他施灸材料 灸法除以艾叶作为主要材料外，火热灸还有用灯心草、桑枝、桃枝、黄蜡、硫黄、竹茹、麻叶、烟叶、药锭、药捻等作为施灸材料的。非火热灸有用毛茛、斑蝥、白芥子、旱莲草、甘遂、蓖麻子等作为施灸材料。

第二节 灸法的分类

根据刺激温度、施灸材料和操作方式的不同，灸法可以分为火热灸法、冷冻灸法和其他灸法三大类，但临床上以火热灸法中的艾灸法及其他灸法最为常用，故本章仅介绍艾灸法及其他灸法中的相关内容，冷冻灸法本章不作介绍。

一、艾灸法

在明代以前医籍中的灸法多是指艾灸法。艾灸治疗疾病，其历史悠久。艾灸的方法形式多样，因其简便易行，疗效显著，自古以来备受众多医家的推崇。艾灸法又分为艾炷灸、艾条灸、温针灸和温灸器灸。

（一）艾炷灸

艾炷，是用艾绒制作成的艾团，临床上常选用圆锥形，大小规格可根据临床使用的实际需要，通常分为大、中、小三类。大艾炷高约1cm，艾炷底的直径也约为1cm左右；中艾炷约为大艾炷的一半；小艾炷的直径约为0.3cm左右，如麦粒大小（图3-1）。艾炷灸，是将艾炷置于施术的部位点燃用于治疗疾病的方法。艾炷在使用时以“壮”计数，如点燃一个艾炷，称为一壮。

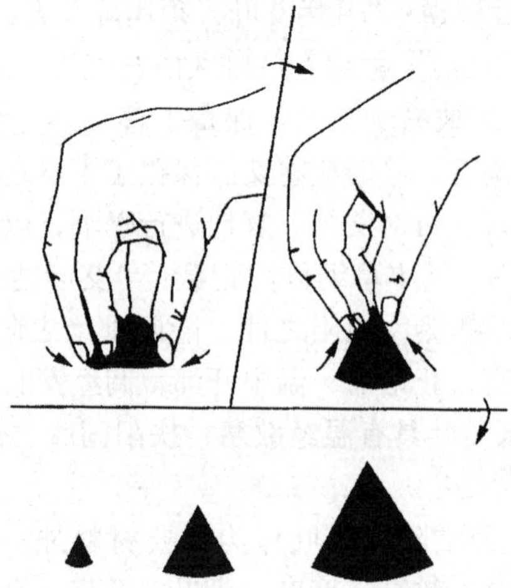

图3-1　艾炷

艾炷的制作有手工制作与艾炷器制作两种方法。手工制作法：即选择适量的艾绒，将其制成艾团，放于平板或手掌之中，用拇、食、中三指边捏边旋转边向底面用力，将艾团捏成上尖下平的圆锥体，要求艾炷紧实，能平稳放置。艾炷器制作法：艾炷器是在一金属板上制成若干锥形空洞，洞底部留一小孔，将艾绒放入艾炷器空洞中，用与圆锥体大小相适应的金属圆棒，直插孔内紧紧旋压艾团，使艾团定型，倒出即成圆锥型艾炷。

艾炷灸的方法，根据艾炷是否直接接触患者的皮肤，又可分为直接灸和间接灸两种。

1. 直接灸　直接灸，又称为着肤灸，是将艾炷直接放置于施灸的腧穴或病变部位的皮肤上，点燃艾炷，进行烧灼治疗的一种方法（图3-2）。直接灸法根据灸后有无化脓，是否形成瘢痕，又可分为瘢痕灸和无瘢痕灸。

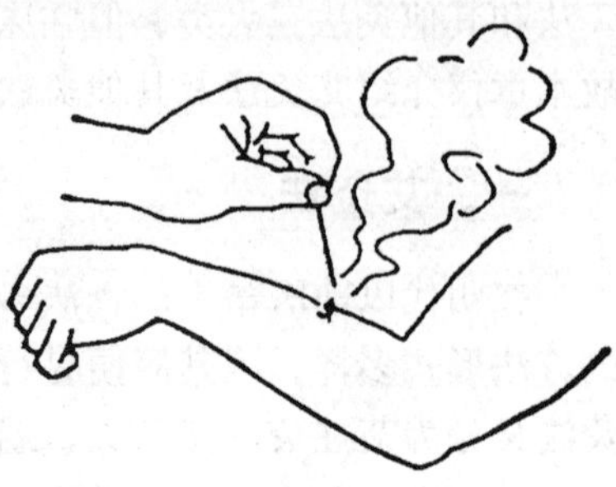

图3-2　直接灸

（1）*瘢痕灸*　瘢痕灸又称为化脓灸。施灸前在施灸处涂以少许的大蒜汁，以增强粘附和刺激作用，然后将大小适宜的艾炷直接放置在所选穴位皮肤上进行灸治，每个艾炷必须燃尽方可易炷再灸，直至灸完规定的壮数。当艾炷燃烧过半时，灸穴疼痛灼热，病人往往不能忍受。此时，可用手拍打穴处周围，或在其附近抓挠，或拍打身体其他部位，以分散其注意力，从而减轻疼痛。一般只有在第1壮时最痛，以后各壮就可忍受。

灸满壮数后，可在所灸穴位上敷贴淡膏药，可每天换贴1次，或揩尽灰烬，用干敷料覆盖，不用任何药物。待5～7天后，所灸穴处逐渐出现无菌性化脓现象，有少量分泌物，可隔1～2天更换干敷料或贴新的淡膏药。疮面宜用盐水棉球揩净，避免污染，防止并发其他炎症。正常的无菌性化脓，脓色较淡，多为白色。若感染细菌而化脓，则脓色黄绿。约经30～40天，灸疮结痂脱落，局部可留有瘢痕。如灸疮干燥，内分泌物渗出，古人称为“灸疮不发”，往往不易收效。可多吃一些营养丰富的食物，或服补气养血药物，以促使灸疮的正常透发，提高疗效。也有在原处再加艾炷数壮施灸以促使灸疮发作的。

瘢痕灸法历史悠久，盛行于晋唐时期，由于瘢痕灸在治疗急难重证时，具有十分明显的优势，故深受历代医家的青睐。《针灸资生经》：“凡着艾得灸疮，所患即瘥，若不发，其病不愈。”《针灸易学》：“灸疮必发，去病如把抓。”由此可见，瘢痕灸灸疮的发与不发是取效的关键。

（2）无瘢痕灸　无瘢痕灸又称为“非化脓灸”。施灸前在施灸处涂以少许的凡士林，以增强粘附作用，然后将大小适宜的艾炷直接放置在所选穴位皮肤上进行灸治，当艾炷燃烧至患者感到灼痛时，即可易炷再灸，直至燃完规定的壮数为止。以局部皮肤出现红晕而不起泡为度。偶发小水泡，但不出现化脓，无需处理。灸后不留瘢痕是其关键所在。无瘢痕灸在临床上的适应证非常广泛，凡是灸法的适应证均可用此方法，特别是对年迈体弱者、儿童尤为适用。

2. 间接灸　又称隔物灸、间隔灸，是用物品将艾炷与施灸处的皮肤隔开施以艾炷灸的一种方法（图3-3）。古时所用的物品很多，现在多用中药。因这种方法具有艾灸与药物的双重作用，疗效特殊，加之隔衬药物后，艾火力度更为温和，故医者乐于选择，患者易于接受。根据所用隔衬药物的不同，而有多种不同的名称，现将常用的几种介绍如下：

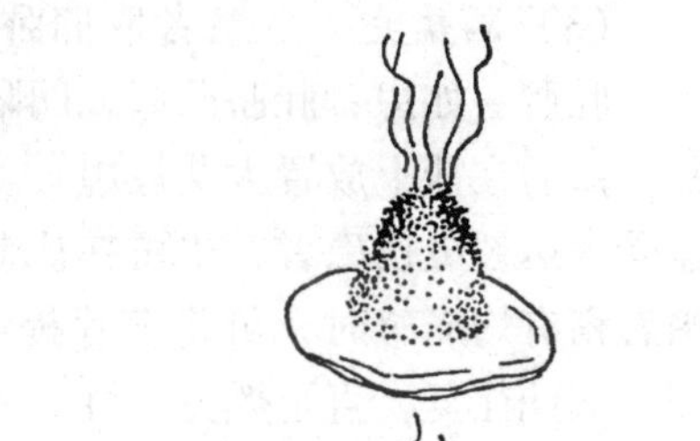

图3-3　间接灸

（1）隔姜灸　选择新鲜的生姜，将其切

成2～3mm左右厚的薄片，用针在姜片中间的部位扎孔数个，在姜片上安放艾炷，置于施灸穴位上，点燃艾炷施灸。若病人有灼痛感，当不可忍受时，可将姜片向上提起，使之离开皮肤片刻，旋即放下，再行灸治，反复进行；或缓慢移动姜片，以分散痛感。施灸以局部皮肤红润为度。一般每次施灸5～7壮，但对久病顽疾则可多灸，不可拘泥于壮数。此法具有温中散寒、解表止呕、温经通络的作用，适用于治疗外感风寒的表证和虚寒性疾病，如感冒、呕吐、腹痛、泄泻、遗精、阳痿、早泄、不孕、痛经、面瘫及风寒湿痹等病症。

(2) 隔蒜灸　隔蒜灸有隔蒜片灸和隔蒜泥灸两种。

①隔蒜片灸：是取新鲜独头大蒜，将其切成2～3mm左右厚的薄片，用针在蒜片中间的部位扎孔数个，在蒜片上安放艾炷，置于施灸穴位上，点燃艾炷施灸。施灸方法与隔姜灸相同。

②隔蒜泥灸：是取新鲜大蒜适量，捣成泥，摊成2～3mm左右厚的薄饼状，蒜泥的面积可大可小，具体可根据病情和治疗需要进行选择。蒜泥饼上放置艾炷，其施灸方法与隔姜灸相同。隔蒜泥灸时，为防止过烫，可在蒜泥下放置一块纱布，过烫时将纱布提起，离开皮肤；或拉动纱布做缓慢移动，以分散痛感；或及时将艾炷移开蒜泥，以免烫伤。大蒜对皮肤有刺激作用，施灸后易起泡，应特别注意防护。此法具有解毒杀虫、消肿散结、抗痨止痛的作用，适用于治疗未溃疮疡，如痈、疽、疮、疖之未溃者，急性淋巴管炎、疣、腹中积块、肺痨及蛇蝎毒虫所伤等病症。

此外，临床上尚有一种自大椎穴起至腰俞穴铺敷蒜泥，上置艾炷施灸的方法，称为铺灸法（又名长蛇灸）。民间用于治疗虚劳、顽痹等病症。

(3) 隔盐灸　令患者取仰卧位，暴露肚脐，将纯净干燥的食盐放入脐中，填平肚脐。如患者肚脐凸起或凹陷不明显，可在脐周用湿面围成一圈，再填入食盐，然后在盐上放置大艾炷施灸。当患者稍感灼痛时，即更换艾炷。为了避免食盐受火爆裂烫伤患者，也可在盐上放置姜片，将艾炷与食盐隔开，再行施灸，待患者稍有灼痛感时，可将姜片提起片刻，待盐中余热略有下降时，再将姜片放回，如此往复，直至燃完一炷。一般可灸3～7壮。急重病证可重灸、多灸，不必拘泥壮数，以脉起、体温回升、症状改善为度。此法具有回阳救逆、散寒固脱的作用，适用于急性腹痛、吐泻、痢疾、四肢厥冷和虚脱等病症。

隔盐灸亦可与其他药物配合使用，如先在脐中填入其他药物（药膏或药末），再覆盖食盐，然后再放置艾炷施灸，这样药物与隔盐灸的作用相结合，可扩大临床应用的范围。

(4) 隔附子灸　有隔附子片灸和隔附子饼灸两种。

① 隔附子片灸：是将附子用水浸透后，将其切成2～3mm左右厚的薄片，

在薄片的中间部位，用针扎数个小孔，放上艾炷，把附子片放置施灸部位，施灸方法同隔姜灸。

②隔附子饼灸：是将生附子切细研末，用黄酒调和，使之稀稠软硬适宜，做大小适度、厚约3～4mm的小饼，在饼的中间部位用针扎数个小孔，置于穴位上或患处，再安放艾炷点燃施灸。隔附子饼灸亦可与其他药物配合使用，如按一定的比例加入丁香、肉桂等药物，可以扩大和增强其治疗作用。

若附子片或附子饼被灸干烧焦，可更换新的附片或药饼后再灸，直至局部肌肤出现红晕为度。一般日灸1次。隔附子灸具有温肾壮阳的作用，适用于因命门火衰而致的阳虚诸证，如阳痿、早泄、遗精、疮疡久溃不敛等病症。

除上述介绍的隔物灸之外，还有隔葱灸、隔豆豉饼灸、隔黄土灸、隔面饼灸、隔胡椒灸、隔醋灸、隔巴豆灸等等，这些方法各有所长。

（二）艾条灸

艾条灸，又称为艾卷灸，是指用纸包裹艾绒，卷成圆筒状，一端点燃后，在穴位或病所熏灼的一种灸治方法。艾条分为纯艾条和药物艾条两类。纯艾条又称为清艾条，是用单纯的艾绒卷制而成。药物艾条又称为药艾条，是在艾绒中加入药末后卷制而成。因药物处方不同，其名称也不同，如雷火针、太乙针、百发神针等。近来也有无烟艾条用于临床。因艾条使用方便，不起泡，无灸疮，痛苦少，医患均可使用，故广受欢迎。

通常临床上使用的纯艾条或药艾条均由厂家生产，其规格是统一的，一般长20cm，直径1.5cm。只有在特定的情况下或有特殊的需要时才自己动手制作艾条。

纯艾条的制作是选取上好的陈艾绒24g，平铺在26cm×26cm、质地柔软疏松而又坚韧的细棉纸上，将其卷成直径约1.5cm的圆柱形艾条，越紧越好，用胶水或浆糊封口，于阴凉处存放备用。

药艾条的制作是选取肉桂、干姜、木香、独活、细辛、白芷、雄黄、苍术、没药、乳香、川椒各等份，研成细末。依据纯艾条的制作方法，每支艾条取上述药末6g，将其混入艾绒中，其余制法同纯艾条。此外，因在制作时采用不同的药物配方、不同的卷制材质及不同的长短粗细规格，就有了不同名称的药艾条，如太乙针、雷火针等。

艾条灸依据其操作方式的不同，可分为悬起灸、实按灸两类。

1. 悬起灸　悬起灸是指将艾条与施灸处皮肤保持一定的距离，进行灸治的一类方法。这是艾条灸在临床上最常用的一种灸法。根据其操作方式的不同，悬起灸又可分为温和灸、回旋灸、雀啄灸三种。

（1）温和灸　将艾条点燃后，对准施灸的部位，使之与皮肤保持一定的距离，固定不移地进行熏烤（图 3 - 4），以患者局部有温热感而无灼痛为宜，一般每穴灸 10 ~ 15 分钟，至皮肤红晕为度。如在胸腹四肢部施灸时，可交由患者自行灸治。如为昏厥或局部知觉减退的患者及小儿时，医者可将辅助之手的食指与中指分开，置于施灸部位两侧，以此来测知患者局部受热程度，以便随时调节施灸距离，防止烫伤。临床上温和灸的应用范围非常广泛，但因其艾灸的火力不足，故不宜用于急重病证或慢性病证的急性发作。

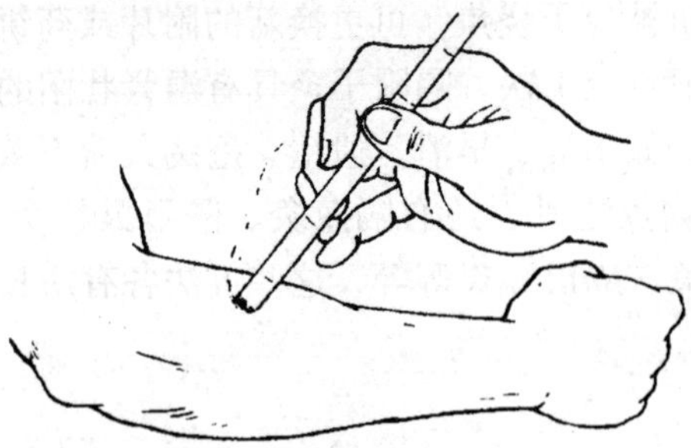

图 3 - 4　温和灸

（2）回旋灸　将艾条点燃后，对准施灸的部位，使之与皮肤保持一定的距离，在施灸部位的上方做左右往返的平行移动或反复旋转的施灸（图 3 - 5），以皮肤有温热感而不产生灼痛为宜。一般每次可灸 10 ~ 15 分钟。本法适宜于治疗风寒湿痹及瘫痪、神经性皮炎等病损表浅而面积较大者。

（3）雀啄灸　将点燃的艾条对准施灸处，艾条一起一落，时近时远上下移动，状如鸟雀啄食（图 3 - 6）。本法有较强的温热刺激作用，一般每穴施灸 5 ~ 10 分钟。多用于昏厥急救、急性疼痛、小儿疾患等。

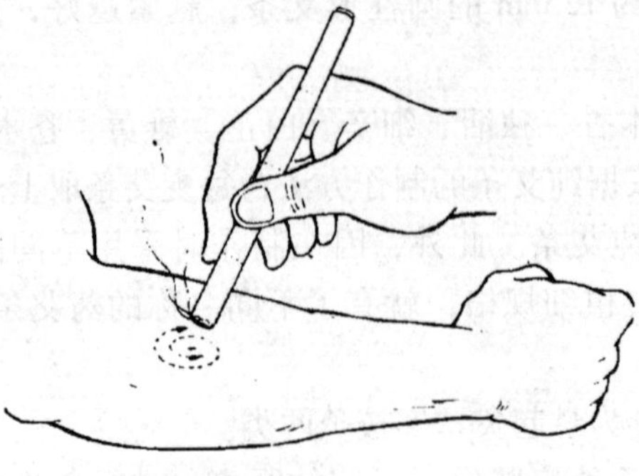

图 3 - 5　回旋灸

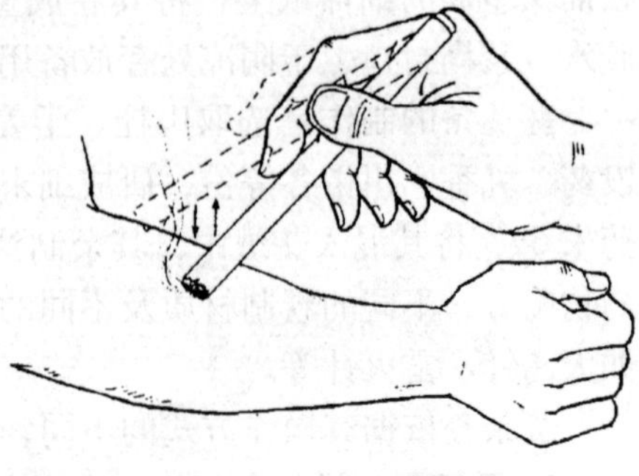

图 3 - 6　雀啄灸

2. 实按灸　实按灸是传统的艾条灸的方法之一，是选用药艾条，在施灸处铺垫数层布或纸，点燃艾条后趁热按压于布或纸上，稍停 1 ~ 2 秒钟后将艾条移开，反复多次，使热力透达皮肤组织深部。若艾火熄灭，可再点再按（图3－7），每次每穴约按灸5～7下，至皮肤红晕为度。或者用布或纸数层包裹艾火，熨烫穴位或患处，操作方法与上法相同。

（1）太乙针灸　用纯净细软的艾绒150g平铺在40cm×40cm的桑皮纸上，然后将人参125g，穿山甲250g，山羊血90g，千年健500g，钻地风300g，肉桂500g，小茴香500g，苍术500g，甘草1000g，防风2000g，麝香少许，共为细末，取药末24g掺入艾绒内，紧卷成爆竹状，外用鸡蛋清封固，阴干后备用。

施灸时，将太乙针的一端点燃，用布7层包裹其烧着的一端，立即紧按于应灸的腧穴或患处，进行施灸，若冷则再燃再灸。如此反复施灸7～10次为度。此法治疗风寒湿痹、肢体顽麻、痿弱无力、半身不遂等均有效。

（2）雷火针灸　其制作方法与“太乙针灸”相同，仅药物处方有异。此法用纯净细软的艾绒125g，沉香、乳香、羌活、干姜、穿山甲各9g，麝香少许，共为细末。

施灸方法与“太乙针灸”相同。《针灸大成·雷火针法》载：“治闪挫诸骨间痛，及寒湿气痛而畏刺者。”临床上除治上证外，大体与“太乙针灸”主治相同。

（三）温针灸

温针灸是将针刺与艾灸相结合的一种治疗方法。它适用于既需要留针又需要艾灸治疗的病症，如寒湿痹痛。其操作方法是：将毫针刺入腧穴一定深度后，在得气的基础上施行补泻手法后，将一团纯净细软的艾绒缠捏在针柄上或截取一段艾条，长约1～2cm，插在针柄上，点燃施灸（图3－8）。待艾绒或艾条烧完后除去灰烬，将针取出。此法针灸并举，简便易行，被广泛使用。

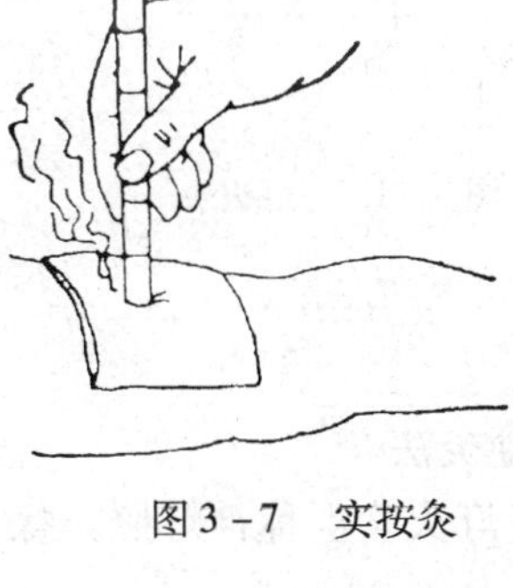

图3－7　实按灸

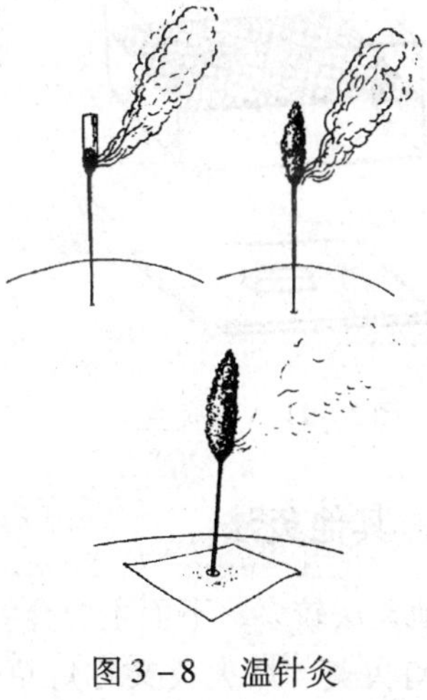

图3－8　温针灸

（四）温灸器灸

温灸器是专门用于施灸的器具。用温灸器施灸的方法称为温灸器灸法。温灸器的样式很多，目前临床常用的温灸器有温灸架、温灸筒、温灸盒（图3－9～图3－11）。

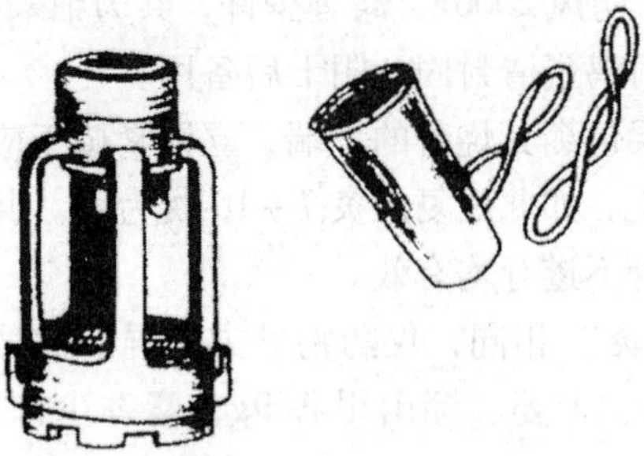

图3－9　温灸架

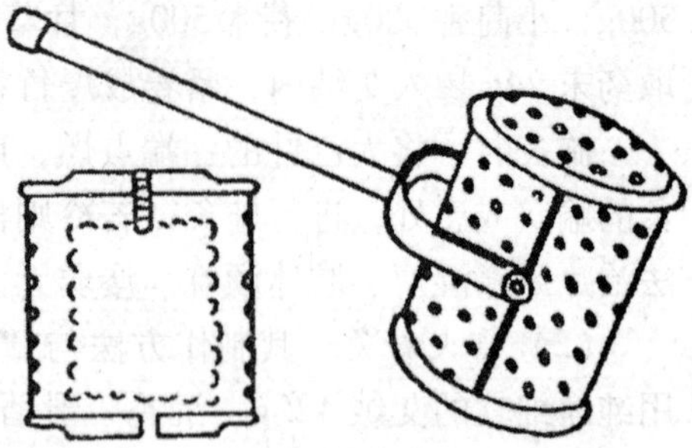

图3－10　温灸筒

1. 温灸架　温灸架是用来支撑、固定艾条的，因无需用手持，故可用于艾条的温和灸。其操作方法是：将艾条点燃后，插入灸架的顶孔中，对准穴位，并用橡皮带固定左右底袢，使灸架与皮肤垂直。

2. 温灸筒　与温灸盒内部结构原理大体相同，它们是用来盛放艾绒进行灸治的。施灸时，将艾绒放入盒（筒）内，然后点燃艾绒，盖好盖子，即可对患处进行熏烤治疗。通常此法可用于灸治较大面积部位的疾病，如腰部和腹部的病症。

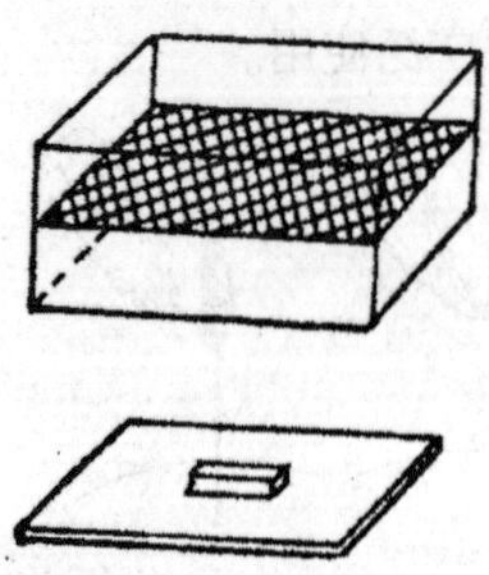

图3－11　温灸盒

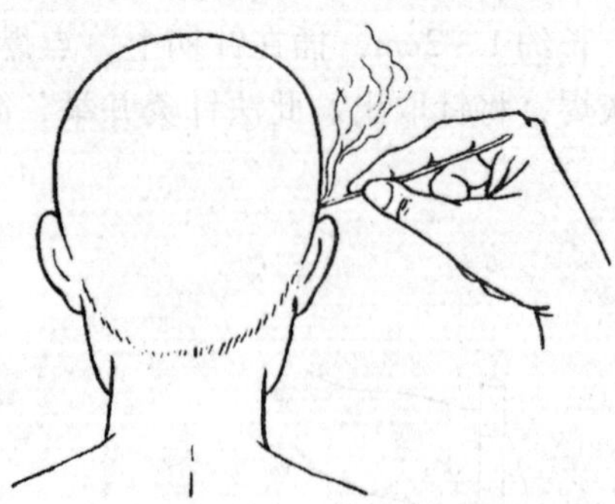

图3－12　灯火灸

二、其他灸法

其他灸法较多，下面主要介绍几种常用的其他灸法。

1. 灯火灸　灯火灸又称灯草灸、爆灯火、打灯火，也称神灯照。操作方法是：取一长约10～15cm的灯芯草，用一端蘸麻油或其他植物油，浸渍长约3cm左右，点燃后将其对准穴位，迅速接触皮肤，随即听到清脆“叭”的声音后，快速将灯芯草移去，如无爆焠之声则可重复一次（图3－12）。此法主要用于治疗小儿痄腮、喉蛾、吐泻、麻疹、惊风等病症。《幼幼集成》称其为“幼科第一捷法”。灸后局部应保持清洁，防止感染。

2. 黄蜡灸 是将黄蜡烤热熔化，用来施灸的方法。本法最早见于《肘后备急方》用于治疗狂犬咬伤。后世多用于治疗痈疽、疔疮诸证。其方法是先用湿面粉沿病损的根部围成一圈，高约3cm，圈外用布围数层，圈内铺切碎的蜡屑1～1.5cm厚，随后用一热源在蜡上烘烤，使蜡受热熔化。蜡凉凝结后，再添蜡屑烘烤灸治，反复到添满面圈为止。灸完在蜡上喷冷水少许，凉后起蜡。此法有拔毒消肿的作用。现在灸材上有选用蜂蜡、石蜡的，也有在蜡中加入不同药物者，扩大其应用范围，提高了疗效。

3. 电热灸 是以电为热源的一种灸治方法。随着生产厂家对电灸仪的不断改进、完善，目前市面上的电灸仪种类较多，应用较广的是仿真灸疗仪。它是根据传统艾灸燃烧时产生热辐射光谱，运用现代仿真技术进行模拟，其特点是无污染，无损伤，便于操作，深受欢迎。除此之外，还有一种将中药与电热效应相结合的风灸仪。它是利用电产生热，使中药以热药风的形式，直接作用于患处。此法将药与灸相结合，充分发挥了温经散寒、疏经通络、活血化瘀、消炎止痛、扶正祛邪的功效。具体操作需严格按照仪器使用说明书进行，注意用电安全，防止烫伤。

4. 发泡灸 发泡灸又称天灸、药物灸，是指将具有刺激性的药物涂抹或贴敷于穴位或患处，使局部充血、起泡的一种治疗方法。发泡灸与穴位贴敷疗法的区别在于，后者不使局部皮肤充血起泡。临床上常用的发泡药物有白芥子、斑蝥、天南星、大蒜等。操作方法是将药物粉碎，调制如泥状，做成硬币大小厚薄的小饼，贴敷于穴上，外覆胶布或敷料，以固定或防止污染衣物。贴后1～3小时，局部会发痒、发红、疼痛，以皮肤起泡为度，除去药物。如水泡较大，可用消毒针将泡中水液放出，再用甲紫药水涂抹，覆盖消毒敷料，以防止感染。临床上所选药物不同，功效也就有所不同，如白芥子发泡灸，主要用于治疗哮喘；斑蝥灸，主要用于治疗癣痒。

第三节 灸法的作用

灸法的历史悠久，应用十分广泛，无论是内、外、妇、儿等科，还是表里、寒热、虚实为病，都有灸法的适应证。临床上灸法常以治疗寒证、虚证、阴证为主。灸法的作用归纳起来，有以下几个方面：

一、温经散寒

人体的正常生理活动有赖于气血的濡养。气血相互为用，运行如常，则病不能成。气血的运行有遇寒则凝、得温而行的特点。当寒邪袭来，气收血涩，百病始生。艾灸对经络腧穴的温热刺激，正是起到了通行气血、温经散寒的作用。《素问·异法方宜论》云："脏寒生满病，其治宜灸焫。"说明艾灸对因寒邪所致的各种病证，具有十分显著的疗效，常用于治疗风寒湿痹、痛经、经闭、腹痛、泄泻诸证。

二、扶阳固脱

阳气是人体一生之根本。阳气主人之气化和温煦，阳气气化而生热，阳气多则生热多，阳气少则产热少。血与津液有赖阳气温煦而运行输布，经络脏腑组织器官的生理功能需要阳气的温煦推动。阳气主固摄人体一身之精血津液，阳气足则精血津液各行其道，无所丢失。《本草从新》曰："艾叶苦辛，生温熟热，纯阳之性，能回垂绝之阳。"《扁鹊心书》曰："真气虚则人病，真气脱则人死，保命之法，灼艾第一。"可见艾灸有扶阳固脱之功。临床上主要用于治疗久泄、久痢、遗尿、遗精、阳痿、早泄，大汗淋漓、四肢厥冷、脉微欲绝，脱肛、崩漏、内脏下垂等病症。

三、消瘀散结

气血是人体一身之基，气为血帅，血为气母。气行则血行，气涩则血凝。各脏腑经脉中运行的营血、津液，需要气的推动，当气的推动作用减弱时，人体就会出现营血和津液的生成不足与运行迟缓，局部就会产生瘀滞结节。艾灸能使气血运行通畅，瘀结自散。临床上常用于治疗瘰疬、瘿瘤、痈疮初起未化脓者、疮疡溃后久不收口者等。

四、防病保健

灸法用于防病保健其历史悠久，古代医家早就提出了"防病于未然"及"治未病"的学术思想。古代文献中关于用艾灸来进行防病保健的记载很多。如《医说·针灸》曰："若要安，三里莫要干。"《备急千金要方·针灸上》云："凡人吴蜀地游宦，体上常须两三处灸之，勿令疮暂瘥，则瘴疠、温疟毒气不能著人也。"《扁鹊心书·须识扶阳》说："人于无病时，常灸关元、气海、命门、中脘，虽未得长生，亦可保百年寿也。”这些均说明无病施灸，可以激发人体的正气，增强人体的抗病能力，使人健康长寿。

第四节　灸法的临床应用

一、施灸的顺序与补泻

1. 施灸的顺序　灸法的操作与其他操作一样，都必须遵守其操作规程。关于灸法的操作顺序古人早有论述。《千金要方·针灸上》曰：“凡灸当先阳后阴。”《明堂灸经》说：“先灸上，后灸下；先灸少，后灸多。”这是说施灸时应先灸人之阳经，后灸阴经；先灸人体的阳面，后灸阴面；先灸人体的上部，后灸下部。就艾炷的大小来讲，应由小艾炷开始逐渐增至大艾炷；就施灸的壮数而言，应先由几壮开始，逐步增加，甚至可达上百壮。这是施灸顺序的一般性规律。在临床上对特殊的病例，可根据辨证的结果，做出符合病情治疗需要的选择。

2. 施灸的补泻　灸法既可用于补虚，又可用于泻实，具有双重调节作用。为使灸法在治疗过程中产生预期的补泻效应，我们必须在正确辨证的基础上确定治疗方案，经过辨经取穴，选择治疗方法，实施补泻。

灸法补泻的具体操作方法，早在《灵枢·背腧》篇中就有记载：“以火补者，毋吹其火，须自灭也。以火泻者，疾吹其火，传其艾，须其火灭也。”说明施灸的补法是在点燃艾炷后，不吹艾火，等待其徐徐燃烧，自然熄灭，这样艾火力微而比较温和徐缓，能够发挥艾灸温经散寒、扶阳固脱的温补作用。施灸的泻法是点燃艾炷后，以口速吹旺其艾火，加速燃烧，使之快速熄灭，这样艾火力猛，而刺激强度大，作用时间短。当患者感到局部灼痛难忍时，即可迅速更换艾炷再灸，以促使消散邪气，化解瘀结。

在实施艾灸补泻时，除应注意其具体的操作方法外，还应结合临床灸治的部位、穴性、患者的体质及年龄等诸多情况，灵活运用。此外，艾灸的补泻效应尚与艾炷的大小、施灸的壮数有一定的关系。

二、灸法的量学要素

灸法是一种重要的外治法，其刺激量大小直接影响疗效。灸法的量学要素是指与灸法刺激量及效应密切相关的量学因素，包括施灸时的刺激时间、施灸的方式、艾炷的大小、壮数的多少以及与皮肤的距离等。掌握适宜的灸量，对提高疗效、防止不良反应和医疗事故的发生具有十分重要的意义。临床上决定灸量的影响因素有：

1. 环境因素 天时与地理是影响灸量的一个重要外在因素。如北方、冬季灸量宜大；南方、夏日灸量宜小。

2. 年龄、体质、性别 不同的年龄、体质、性别，其阴阳气血的盛衰及对艾灸的耐受性、敏感性各有不同。青壮年灸量宜大，儿童、老人灸量宜小；体质强壮的男性灸量宜大，体质弱的女性灸量宜小。

3. 病情、病性 大病痼疾，适宜于多灸重灸；急证重病，适宜于多灸重灸。新患病在表浅者，灸量宜小，灸法宜轻；久病大病之后，灸量宜小，但须持之以恒，坚持日久。

4. 施灸部位 施灸的部位和所选择的腧穴不同，灸量也应有所区别。皮肉浅薄之处，灸量宜小；皮厚肉多之处，灸量宜大。灸治处方中，主穴灸量宜大，配穴灸量宜小。

5. 艾炷大小 从艾炷的大小讲，艾炷大则灸量大，艾炷小则灸量小。另一方面，艾炷大而灸的壮数少则灸量相对小，艾炷小而灸的壮数多则灸量相对大。同样大小的艾炷隔物之后灸量就会减小。总之，在施灸时，可以通过选择艾炷的大小和壮数来控制灸量。

6. 病人的敏感性 个体的差异是一种客观存在。不同的人对艾灸灼烤产生的感觉反应是不同的，有人敏感，有人迟钝。有人只在局部产生温热灼痛感，有人灸时有感传产生，也有人会有其他知觉的改变，如口中产生异味。临床上可根据患者自我感觉的口述作为施灸的依据来控制。

7. 施灸的次数 施灸的次数可分为两个层次。一是施灸的壮数确定，一次连续灸完，其间无停顿，称为顿灸。同样的施灸壮数，分次灸完，称为报灸。采取报灸方式就可以有效地控制灸量。再者，灸治疗程的长短也是影响灸量的一个重要方面，病重灸治疗程短，疾病不能完全治愈；病轻灸治疗程长，病人冤受其苦，甚至会导致意外事变。

总之，在具体操作中，灸量的确定需要结合诸方面的因素综合考虑，切不可机械行事，按图索骥。

三、禁忌证

灸法是临床上运用非常广泛的一种治疗方法，但也有一些病症不适宜使用。

1. 高热、抽搐、极度衰竭、大量咯吐血者不宜采用灸法。

2. 灸法禁忌的部位，一是暴露于外的部位或重要脏器、器官附近，如颜面、乳头、阴器、大血管等处，施灸既不能影响美观，又不能影响重要脏器、器官的功能。二是在古代文献中记载有几十个禁灸的穴位，从目前临床实践来看，其中许多穴位没有禁灸的必要，但也有一些穴位必须引起高度的重视。

3. 对妊娠妇女的腰骶和腹部不宜施灸；对醉酒、过饱、过饥、过渴、过劳、大惊、大恐、大怒者不宜施灸；对艾灸过敏者，不宜施灸。

四、注意事项

1. 医者施灸，要严肃认真，专心致志。灸前要向病人讲解相关情况，消除恐惧心理，如实施瘢痕灸前，必须履行告知义务，并征得患者的书面同意。

2. 灸治所需时间较长，应选择既方便医生操作又使病人舒适的体位。

3. 谨防晕灸现象出现，一旦出现，应立即进行及时有效的救治。

4. 施灸过程中谨防艾火烧坏衣物，烫伤患者。

5. 注意用火安全，保持室内空气通畅、清新。

6. 如灸疮干燥，内分泌物渗出，古人称为“灸疮不发”，往往不易收效。可多吃一些营养丰富的食物，或服补气养血药物，以促使灸疮的正常透发，提高疗效。也可在原处再加添艾炷数壮施灸以促使灸疮发作。

7. 直接法须注意体位平直舒适，灸后不可马上饮茶，恐解火气。并忌食生冷瓜果，尤忌大怒、大劳、大饥、大倦、受热、冒寒。

五、灸后的处理

正常地实施无瘢痕灸、艾条悬起灸、温针灸后不需做特别的护理。如因施灸过量，局部皮肤出现小水泡，且没有破损者，可任由其自然吸收；如水泡较大，可用消毒的毫针，将水泡刺破，放出积液，再以甲紫涂之。瘢痕灸的护理应按相关要求进行，要格外注意保持灸疮的清洁，以防感染。

第四章 拔罐法

拔罐疗法又称“吸筒疗法”、“火罐气”，古称“角法”。它是以杯罐为工具，利用燃烧、抽气等方法，排去罐内的空气以造成负压，使之吸定于所选腧穴或所选的一定部位上，从而使局部皮肤充血、瘀血，以达到防治疾病目的的一种方法。

拔罐疗法最早记载于马王堆汉墓出土的帛书《五十二病方》中，历代中医文献对本法多有记述。起初主要为外科治疗疮疡脓肿时，用来吸血排脓；后来逐渐扩大应用于治疗“肺痨”、“风湿”等内科疾患。如清代的赵学敏所著《本草纲目拾遗》曰：“凡患一切风寒，皆用此罐。以小纸烧见焰，投入罐中，即将罐合于患处……罐得火气合于肉即牢不可脱……肉上起红晕，罐中有水气出，风寒尽出，不必服药。治风寒头痛及眩晕、风痹、腹痛等证。”随着医疗实践的不断总结和发展，罐的材料、制作和操作方法均有改进，治疗范围也扩大到内、外、妇、儿各科，使拔罐疗法成为针灸治病中的一种常用治疗方法。

第一节 罐的种类

罐的种类很多，但临床上常用的罐具可分为以下 5 种。

一、竹罐

用直径 3 ~ 8cm、坚固无损、成熟的竹子，按节锯断一端，留节作底，另一端作罐口，用刀刮去青皮及内膜，制成 6 ~ 12cm 长的形如腰鼓的圆筒，用砂纸磨光，使罐口光滑平整（图 4 – 1）。其优点是取材容易，制作简便，轻巧价廉，不易摔碎，适用于临床上进行火罐和水罐的拔罐。缺点是容易燥裂、漏气，吸定力不大，且不透明，观察不到罐内皮肤充血、瘀血情况。

二、玻璃罐

是用耐热质硬的透明玻璃加工而成的罐具，其形如半球状，罐口平整光滑，分大、中、小三种型号，也可用广口玻璃罐头瓶及玻璃药瓶代替（图4－2）。优点是吸定力大，且质地透明，使用时可以观察到所拔部位皮肤充血、瘀血的程度，便于随时掌握情况。缺点是容易摔碎。

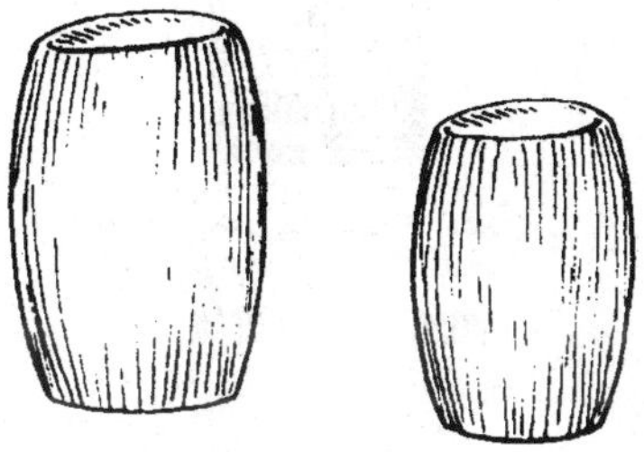

图4－1　竹罐

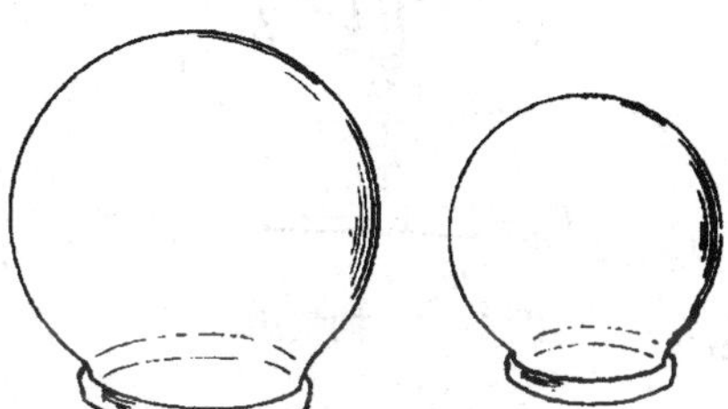

图4－2　玻璃罐

三、抽气罐

（一）注射器抽气罐

用保留橡胶瓶塞的青、链霉素药瓶或类似的小药瓶，将瓶底切掉磨平而制成的罐具（图4－3）。优点是质地透明，使用时可以观察到所拔部位皮肤充血、瘀血的程度，便于随时掌握情况。此罐适用于头、面、手、足及皮肉浅薄部位的拔罐。其缺点是易破碎。

（二）连体式抽气罐

用透明塑料加工而成的一种罐与抽气器连为一体的罐具，上面加置活塞，便于抽气（图4－4）。其优点是质地透明，使用时可以观察到所拔部位皮肤充血、瘀血的程度，便于随时掌握情况。此罐具有使用方便、不易破碎等优点。其缺点是吸定力不强。

四、陶罐

用陶土烧制而成，罐口光整，口底稍小，其形如腰鼓。优点是吸定力大。缺点是质地较重，易于摔破，且不透明，观察不到罐内皮肤充血、瘀血情况。

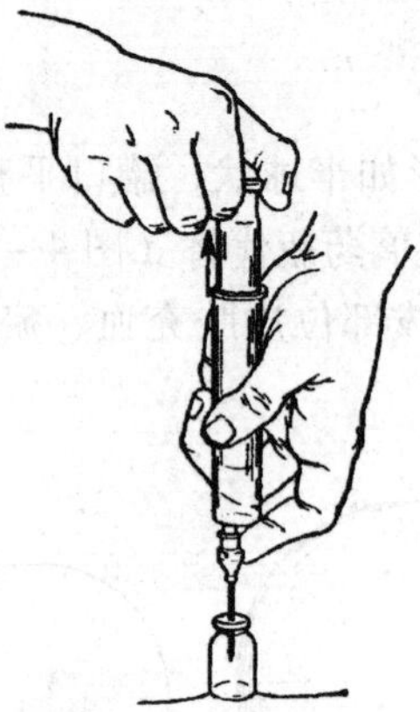

图 4-3　抽气罐

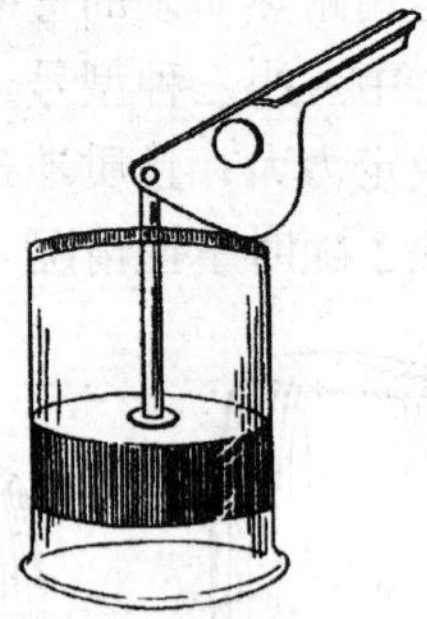

图 4-4　抽气罐

五、多功能罐

均系配置有其他治疗作用的现代新型罐具。如在罐顶中央安置刺血器的刺血罐；在罐内架设艾灸，灸后排气拔罐的灸罐；罐内安有电热元件（电阻丝等）的电热罐等，均具有拔罐与相应疗法的治疗作用。

第二节　罐的吸定方法

罐的吸定方法是指排空罐内的空气，使之产生负压而吸定在所选腧穴或一定部位上的方法。

一、燃烧吸定法

燃烧吸定法是利用火在罐内燃烧时产生的热力排出罐内空气，造成负压，使罐吸定在皮肤上的方法。

（一）闪火法

罐口朝下，用镊子夹住已用95%酒精浸润的棉球（在没有95%酒精浸润的棉球的情况下，也可用易燃纸片做成 10～15cm 长的条状），用火点燃后，立即伸入罐内绕 1～2 圈，将火退出，迅速将罐扣在应拔的部位或穴位上（图 4-5）。此法在罐内无燃烧物坠落，不易烫伤皮肤，适宜于各部位各种体位的拔罐，是临床上最常用的吸拔方法。但需注意切勿将罐口烧热，以免烫伤皮肤。

（二）投火法

用棉球或易燃纸片，点燃后投入罐内，迅速将罐扣在应拔的部位或穴位上（图4－6）。此法由于罐内有燃烧物质，容易落下烫伤皮肤，故仅适宜于侧面部位的拔罐。

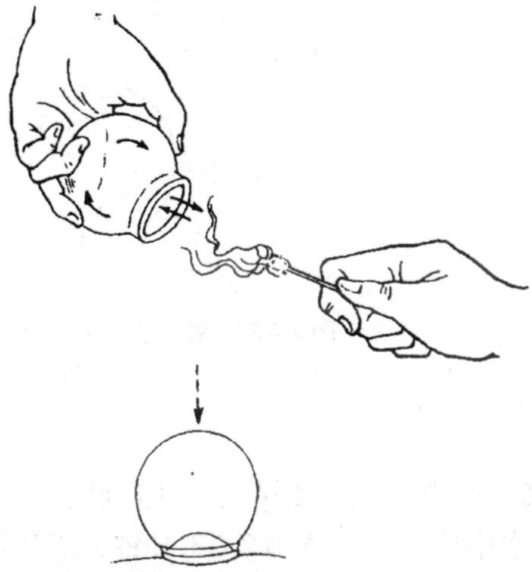

图4－5　闪火法

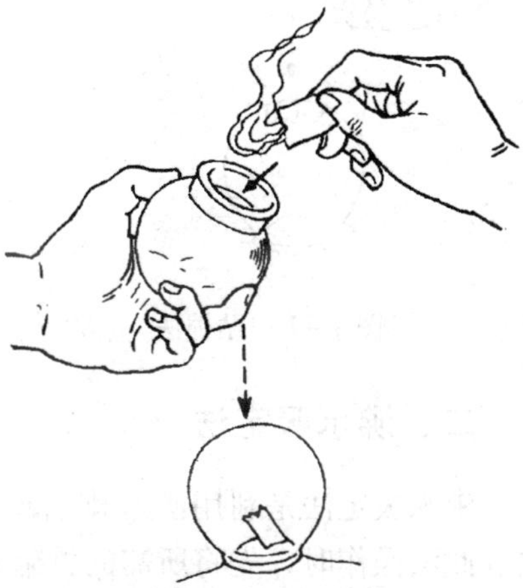

图4－6　投火法

（三）滴酒法

用95%酒精或白酒，滴入罐内2～3滴，沿罐内下段至罐底部的内壁摇匀，用火点燃后，迅速将罐扣在应拔的部位。此法适宜于各部位各种体位的拔罐。但切勿滴酒过多，以免拔罐时流出，烧伤皮肤。

（四）贴棉法

用大小适宜的酒精棉球1个，贴在罐内壁的下1/3处，用火将酒精棉球点燃后，迅速扣在应拔的部位（图4－7）。此法适宜于各部位各种体位的拔罐。但需注意用酒精浸润棉球时不宜过多，否则燃烧时酒精易淌流于罐口，烫伤皮肤。

（五）架火法

置胶木瓶盖或薄小面饼于应拔部位，并在其上面放置用95%酒精浸润的棉球，点燃后迅速将罐扣在应拔的部位（图4－8）。此法不易烫伤皮肤，适宜于肌肉丰厚而较平坦部位的拔罐。

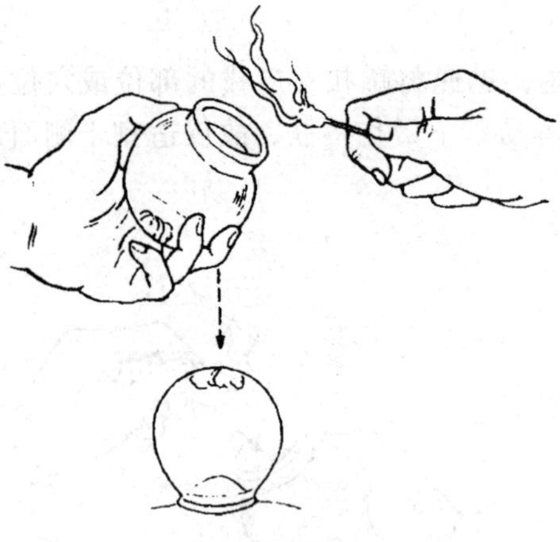

图4－7　贴棉法

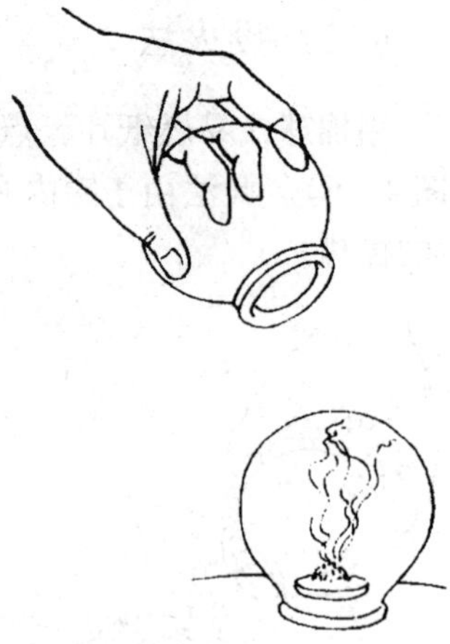

图4－8　架火法

二、沸水吸定法

沸水吸定法是利用沸水排出罐内空气，造成负压，使罐吸定在皮肤上的方法。此法操作时，先将所需的竹罐放入清水中或药液中煮沸2～3分钟，然后用镊子（无镊子时可用筷子或火钳）将罐口朝下夹出，迅速用凉毛巾紧扪罐口片刻，以吸收罐内的水液，然后趁热将罐扣在应拔部位，并扶住罐具约5～10秒钟，待其吸牢方可松手。此法出水后拔罐过快易烫伤皮肤，过慢则致吸定力不足，故操作应适时。

三、抽气吸定法

1. 注射器抽气罐抽气法　先将抽气罐的瓶底紧扣在应拔部位或穴位上，用5～10ml注射器并套上6～8号针头，然后将针刺透橡皮塞，抽出罐内空气，使其产生负压，使罐吸住。此法适宜于皮肉浅薄的部位。

2. 连体式抽气罐抽气法　先将活塞置于与罐口基本相平，再将抽气罐的罐口紧扣在应拔部位或穴位上，然后将活塞用力往上提，利用双逆止阀产生负压，将罐吸定于应拔部位上。此法适宜于皮肉丰厚的部位。

第三节　拔罐法的临床应用

拔罐时，可根据不同的部位和不同的病情，选用不同的拔罐法。

一、留罐法

留罐法，又称坐罐法。即将罐吸定在体表后，使罐吸拔并留置于施术部位10~15分钟，然后将罐起下。根据不同的病情或部位可拔单罐或多罐。多用于治疗扭伤、风寒、风湿痹痛等疾患。

二、走罐法

走罐法，亦称推罐法。即拔罐时先在所拔部位的皮肤或罐口上，涂上少许的凡士林或其他润滑剂，用闪火法将罐吸住。然后，医者用右手握住罐腰，向上、下或左、右需要拔的部位，往返推动，至所拔部位的皮肤红润、充血，甚或瘀血时，将罐起下（图4-9）。此法适宜于面积较大、肌肉丰厚部位。临床上多用于治疗风寒感冒及风湿痹痛等疾患。

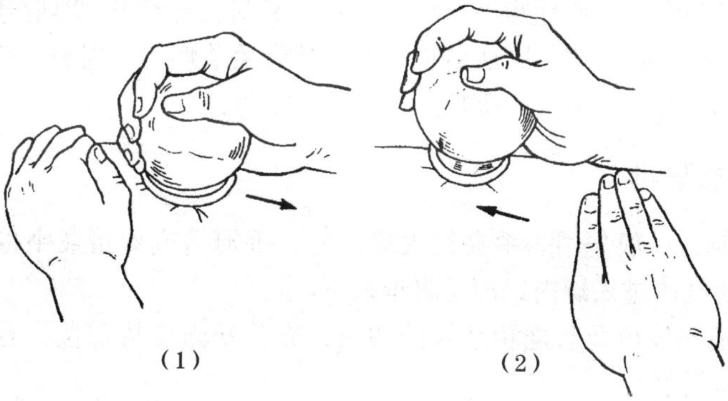

图4-9　走罐法

三、闪罐法

闪罐法，即将罐拔住后立即起下，如此反复多次地拔住起下，起下拔住，直至皮肤潮红、充血，甚或瘀血为度。多用于治疗局部皮肤麻木、风湿痹痛等疾患。

四、刺血拔罐法

刺血拔罐法，又称刺络拔罐法。即消毒应拔部位的皮肤，用三棱针点刺出血或用皮肤针叩打出血后，再将火罐吸拔于所刺部位，以加强刺血治疗的作用。一般刺血后拔罐留置10~15分钟，多用于治疗丹毒、扭伤、神经性皮炎、风湿痹痛等。

五、留针拔罐法

留针拔罐法，简称针罐。即在针刺留针时，将罐拔在以针为中心的部位上，约10～15分钟，待皮肤红润、充血或瘀血时，将罐起下，然后将针抽出。此法能起到针罐的双重作用。

第四节　拔罐法的适应范围及注意事项

一、适应范围

拔罐法的适应范围较为广泛，一般多用于感冒、面神经麻痹、头痛、神经衰弱、呕吐、胃肠痉挛、慢性腹泻、痛经、月经不调、乳腺炎、荨麻疹、神经性皮炎、皮肤瘙痒症、腰背痛、腰肌劳损、退行性骨关节病、肩周炎、腱鞘炎、风湿性关节炎、类风湿性关节炎、落枕、软组织劳损等。

二、注意事项

1. 起罐时，一般先用一手夹住火罐，另一手拇指或食指或中指从罐口旁边往下按压，使气体进入罐内，即可将罐取下。

2. 选择适当体位及与之相适合的罐具，充分暴露应拔部位，有毛发者应剃去，以防罐具脱落。

3. 行刺血拔罐时应常规消毒，防止感染。

4. 对于初次接受拔罐者与体质虚弱的患者，拔罐的数量宜少，留罐时间宜短。

5. 拔罐时手法要纯熟，动作要轻、快、稳、准。

6. 注意观察拔罐部位和患者的反应，以便及时处理。如患者感觉吸拔部位明显疼痛或烧灼、麻木，多为吸定力过大；反之多为吸定力不足，则可重拔。

7. 如患者出现头晕、恶心、面色苍白、四肢发凉、出冷汗、胸闷心慌，甚至晕厥、脉细弱等晕罐征象，应及时启罐，并参照晕针处理。

第五章　不同针具刺法

临床上，针刺方法除毫针刺法外，还有其他刺法，常用的有三棱针、皮肤针、皮内针、锓针、火针、芒针等刺法。这些刺法各有所长，各具特色，为临床治疗提供了各种有效的方法。

第一节　三棱针

三棱针法是用特制的三棱形不锈钢针，刺破穴位或浅表血络，放出少量血液，或挤出少量液体，或挑断皮下纤维组织，以治疗疾病的一种方法。其中放出适量血液以治疗疾病的方法又称刺络法或刺血法。

本疗法由古代砭石刺络法发展而来。传说最初使用砭石治病的是伏羲氏，晋代皇甫谧在《帝王世纪》中提到伏羲氏“尝百草而制九针”。《内经》所记载的九针中的“锋针”，就是近代三棱针的雏形，锋针在古代主要是用于泻血、排脓的工具。三棱针刺络放血疗法具有醒脑开窍、泄热消肿、祛瘀止痛等作用，目前临床应用十分普遍。

一、针具及消毒

三棱针是用不锈钢制成，针长约 6cm，针柄较粗，呈圆柱形，针身呈三棱形，针尖锋利，三面有刃（图5-1）。常用规格有大号和小号两种。

针具使用前必须消毒，可用高温灭菌消毒或在 75% 酒精内浸泡 30 分钟消毒。

二、操作方法

（一）持针姿势

一般用右手持针，拇、食两指捏住针柄中段，中指指腹紧靠针身的侧面，露出针尖2~3mm（图5-2）。

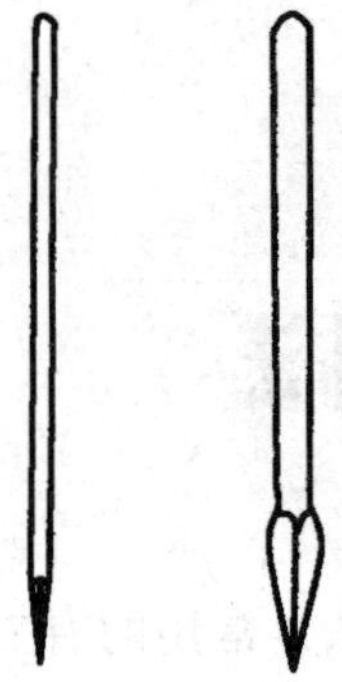

图5-1　三棱针

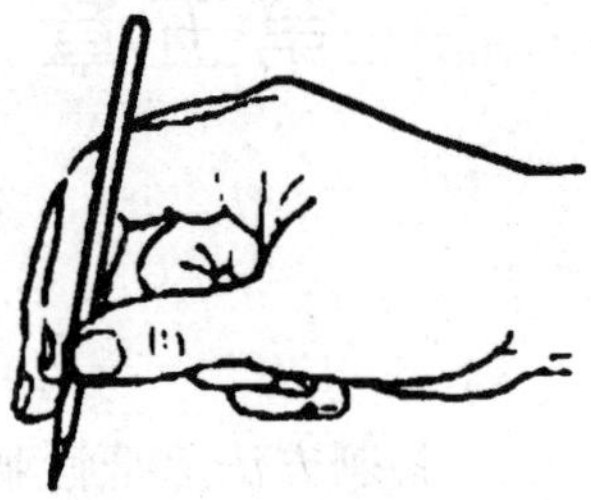

图5-2　持针姿势

（二）点刺方法

三棱针的操作方法一般分为点刺法、散刺法和挑刺法三种。

1. 点刺法　用三棱针快速点刺腧穴或血络以治疗疾病的方法。根据点刺部位的不同又可分为穴位点刺和血络点刺。

（1）穴位点刺　即点刺穴位出血或挤出少量液体的方法。针刺前在点刺的部位周围按揉片刻，使局部血液积聚，行常规消毒后，医者左手拇、食指夹紧被点刺部位，右手持针，对准穴位快速刺入2~3mm（图5-3），迅疾将针退出，轻轻挤压穴位，使出血数滴或挤出少许液体，然后，以消毒干棉球将血液或液体擦拭干净。此法多用于指趾末端、面部、耳部等部位的穴位，如十宣、井穴、印堂、四缝、耳尖等。

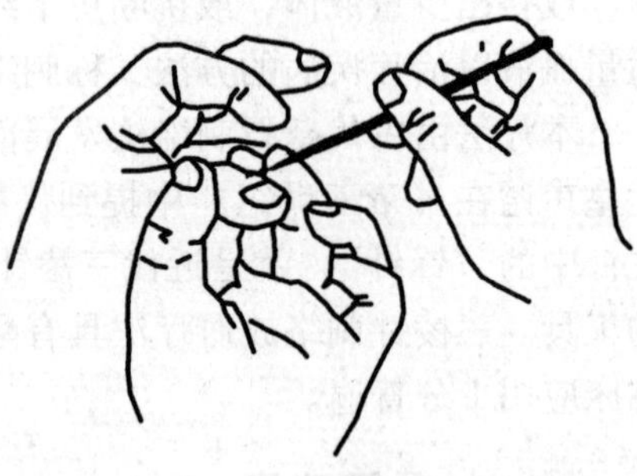

图5-3　点刺法

（2）血络点刺　即点刺随病而显现的静脉，使其出适量血液的方法。根据所刺的深度不同又有浅刺和深刺之分。

①浅刺：点刺随病显现的浅表小静脉出血的方法。施术部位常规消毒后，右手持针快速点刺，快速出针，使之出血5~10ml。此法多用于耳背、足背、颞部、下肢后面等部位静脉。

②深刺：点刺随病显现的较深、较大静脉，放出一定血量的方法。先以橡皮管结扎于针刺部位近心端，令局部静脉充盈，局部消毒后，医者左手拇指按压于

被点刺部位的下端，右手持针对准被刺部位的静脉，迅速刺入 1～2mm，迅速出针（图5－4），使其自然流出适量血液。出血停止前松开橡皮管，出血停止后，用消毒干棉球按压针孔及用 75% 酒精棉球擦拭干净。此法出血量较大，一次治疗可出血几十毫升，故又有“泻血法”之称。多用于肘窝、腘窝部的静脉。

2. 散刺法　散刺法即用三棱针在病变局部及周围连续点刺的方法。行常规消毒后，根据病变部位的大小，由病变外围向中心环形连续点刺 10～20 点以上（图5－5）。此法能促使瘀滞的瘀血或水肿得以排除，达到祛瘀生新、通经活络的目的，多用于局部瘀血、血肿、水肿、顽癣等。

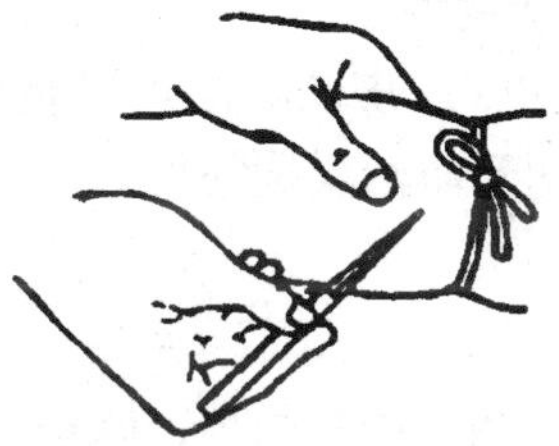

图5－4　深刺法

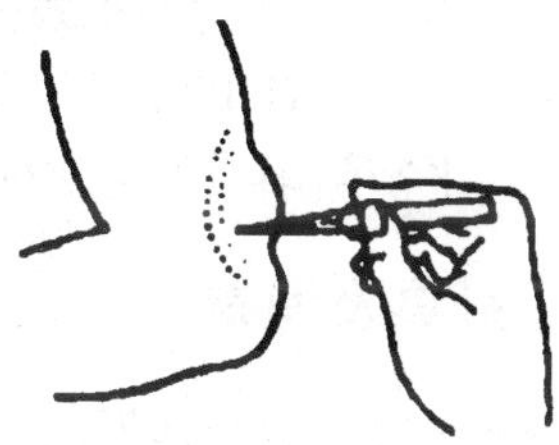

图5－5　散刺法

3. 挑刺法　挑刺法即用三棱针挑断穴位皮下白色纤维组织以治疗疾病的方法。施术部位行常规消毒后，医者左手捏起施术部位的皮肤，右手持针横向刺入穴位皮肤，挑破皮肤约 0.2～0.3cm，再将针深入皮下，挑断皮下白色纤维组织，挑尽为止，并可挤出少量血液或液体，然后在创口处敷上无菌纱布并固定。对于一些畏惧疼痛的患者，可先用 2% 利多卡因或 0.5% 普鲁卡因局麻后再挑刺。挑刺的部位，根据病症不同，可以选用经穴（以背俞穴为多），也可选用奇穴，更多是选用阿是穴。

三、适应范围

本法具有醒脑开窍、泄热消肿、祛瘀止痛等作用，临床上主要用于以疼痛、瘀血、发热、肿胀等症状为主要表现的疾病，如发热、中暑、头痛、昏厥、昏迷、高血压、目赤肿痛、咽喉肿痛、肩周炎、关节肿痛、急性腰扭伤、顽癣、疳积等，有时对疑难杂症也有特殊的疗效。

四、注意事项

1. 严格无菌操作，防止感染。
2. 手法要稳、准、快，尽量减轻病人痛苦。
3. 病后体弱、贫血、孕妇和有自发性出血倾向者慎用。

4. 如需放出血量较大时，术前应向患者做好解释工作。
5. 有重度下肢静脉曲张者禁用。

第二节 皮肤针

皮肤针法为丛针浅刺法，是以多支短针浅刺人体一定部位以防治疾病的一种针刺方法。它是我国古代“半刺”、“浮刺”、“毛刺”等针法的发展。《灵枢·官针》：“半刺者，浅内而疾发针，无针伤肉，如拔毛状”；“浮刺者，傍入而浮之，以治肌急而寒者也”；“毛刺者，刺浮痹皮肤也”。皮肤针法可以疏通经络，调和气血，平衡阴阳，促使机体恢复正常，从而达到防治疾病的目的。

一、针具及消毒

皮肤针是针头呈小锤形的一种针具。针柄有软柄和硬柄两种，软柄一般用牛角制成，富有弹性；硬柄一般用硬塑料制成。针柄长约 15 ~ 19cm，一端附有莲蓬状的针盘，下边散嵌着不锈钢短针（图5－6）。根据所用针数多少的不同，又分别称之为梅花针（5 支针）、七星针（7 支针）、罗汉针（18 支针）等。针尖不宜太锐，应呈松针形。针柄须坚固且有弹性，全束针尖应平齐，防止偏斜、钩曲、锈蚀和缺损。针具的检查，可用棉球轻沾针尖，如果针尖有钩或有缺损时则棉絮易被带动。

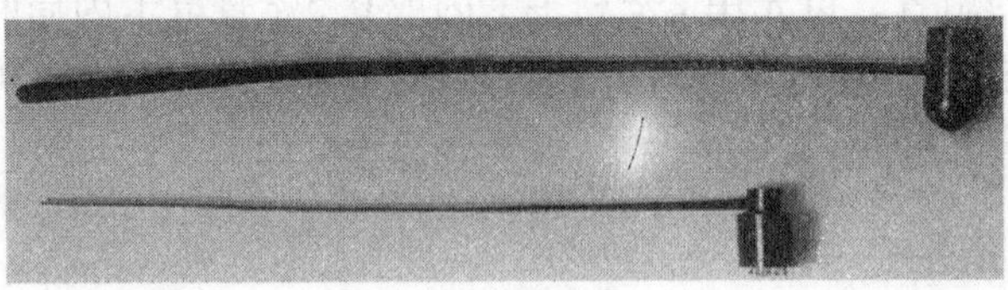

图5－6 皮肤针

针具在使用前应注意消毒，一般以高温灭菌或用 75% 酒精浸泡 30 分钟消毒。

二、操作方法

（一）持针姿势

由于针柄有软硬之分，持针的姿势也有所不同：

1. 硬柄皮肤针 用拇指和中指夹持针柄两侧，食指置于针柄中段的上面，无名指和小指将针柄末端固定在大小鱼际间（图 5 -7）。

2. 软柄皮肤针　将针柄末端置于掌心，拇指在上，食指在下，其余三指呈握拳状固定针柄末端于掌心（图 5 -8）。

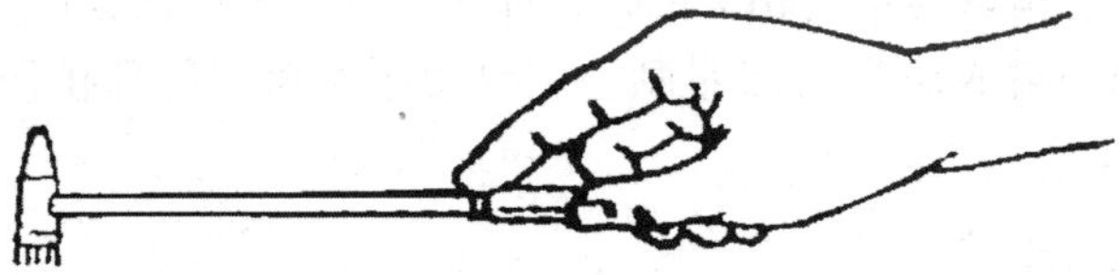

图 5 -7　硬柄皮肤针持针姿势

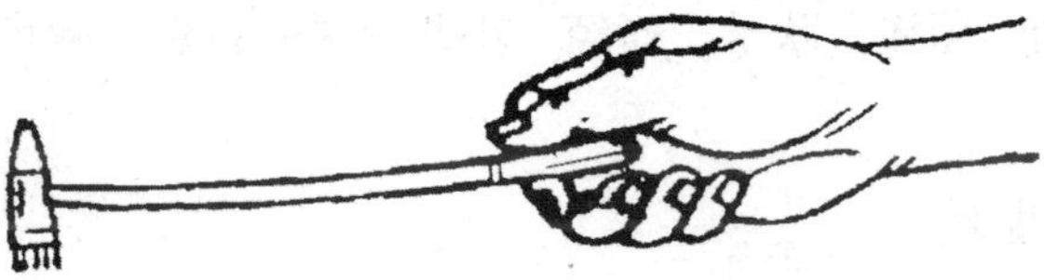

图 5 -8　软柄皮肤针持针姿势

（二）叩刺方法

施术部位常规消毒后，针尖对准施术部位，运用腕部的弹力，将针尖垂直叩击在皮肤上，然后立即弹起，如此反复叩击。叩刺时速度要均匀，防止快慢不一、用力不匀等。针尖起落要呈垂直方向，即将针垂直地叩下，垂直地提起，不可斜刺、拖刺、压刺等。

（三）刺激强度

根据患者的病情、体质、年龄和叩刺部位不同，分为轻刺激、重刺激和中等刺激三种刺激强度。

1. 轻刺激　所用腕力较小，针尖接触皮肤的时间短，以局部皮肤潮红为度，但患者无疼痛感。适用于年老、体弱、小儿、虚证患者和头面等肌肉浅薄部位。

2. 重刺激　所用腕力稍大，针尖接触皮肤的时间稍长，以局部皮肤出血为度，患者有明显的疼痛感。适用于年轻、体强、实证患者和肩臂等肌肉丰厚处。

3. 中等刺激　用力介于轻、重刺激之间，以皮肤潮红但无渗血为度，患者稍微有疼痛感。适用于多数患者，除头面、五官等肌肉浅薄处外，其他部位均可用。

（四）叩刺部位

叩刺部位通常有以下三种：

1. 循经叩刺　指取与疾病相关的经脉，沿其循行路线叩刺。主要用于督脉、膀胱经在项背部、腰骶部的循行部位，其次是四肢肘、膝以下的三阴、三阳经循行部位。

2. 穴位叩刺　指取与疾病相关的穴位叩刺。临床上应用较广。

3. 局部叩刺　指取病变局部叩刺。主要用于顽癣、局部扭伤、头面五官疾病、关节疾病等。

三、适应范围

临床上主要用于头痛、偏头痛、失眠、脑瘫、口眼㖞斜、斑秃、痿证、胃脘痛、呕吐、腹痛、阳痿、眩晕、痛经、小儿惊风、目疾、胸痛、胁痛、腰扭伤、肌肤麻木等病症。

四、注意事项

1. 注意检查针具，当发现针尖有钩或缺损、针尖参差不齐者，须及时修理。

2. 针具及针刺局部皮肤均应消毒。重叩后，局部皮肤出血须用消毒干棉球将局部擦净，保持针刺局部清洁，以防感染。

3. 叩刺时运用腕部之力，动作要轻巧，针尖起落呈垂直方向，不可偏斜，以减少疼痛。

4. 局部皮肤有创伤及溃疡或破损者，不宜使用本法。

第三节　皮内针

皮内针法是指将特制的小型针具刺入并固定于腧穴或病变局部的皮内，作较长时间留针的一种方法，又称“埋针法”。它是古代针刺留针方法的发展，《素问·离合真邪论》有“静以久留”的方法。临床上适用于需要长时间留针的慢性疾病及某些疼痛性疾病。

一、针具及消毒

皮内针有图钉型和麦粒型两种。

1. 针具

（1）图钉型皮内针　亦称“揿针型皮内针”，针身长约0.2～0.3cm，粗为30～32号（直径0.28～0.32mm），针柄呈环形，针身与针柄垂直（图5－9）。

（2）麦粒型皮内针　亦称“颗粒型皮内针”，针身长约1cm，粗为32号

（直径0.28mm），针柄形似麦粒或呈环状，针身与针柄在同一平面（图5－10）。

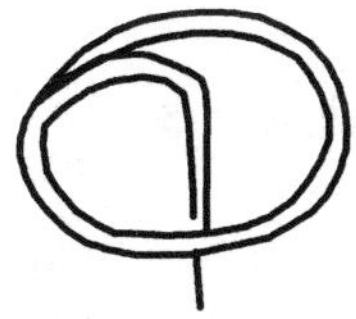

图5－9　图钉型皮内针

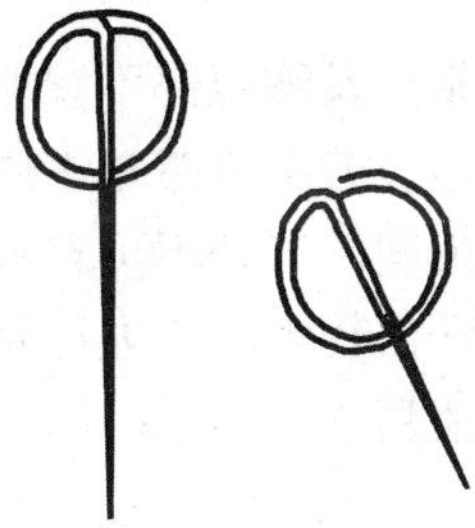

图5－10　麦粒型皮内针

2. 消毒　针刺前针具应以高温灭菌或用75%酒精浸泡30分钟消毒。

二、操作方法

两种皮内针形状不同，其操作方法也有所差异。

1. 图钉型皮内针法　施术部位皮肤行常规消毒后，医者用小镊子或持针钳夹住针柄，将针尖对准所选腧穴，垂直轻轻刺入，然后用10mm×10mm小块胶布将针柄固定在皮肤上。另外，也可用小镊子夹住针柄并贴在预先准备好的小块胶布上，然后用小镊子夹住胶布的一角，将针尖对准穴位直接刺入，按压固定。此法常用于面部、耳部的穴位。

2. 麦粒型皮内针法　施术部位皮肤常规消毒后，医者左手拇、食指按压在穴位上下或左右的皮肤上，并将皮肤向两侧撑开绷紧，右手用小镊子或持针钳夹住针柄，沿皮下将针平刺入真皮内，针身埋入0.5～1cm，然后在针柄及针身周围的皮肤上贴一小块胶布固定。这样可以保持针身固定在真皮内，以防针具移动或脱落。针刺的方向，一般与针刺穴位所在经脉循行方向呈十字交叉。人体大多数穴位可以应用此法。

皮内针可根据病情决定留针时间的长短，一般为1～2天，最长可达1周。若天气炎热，留针时间不宜过长，一般不超过2天，以防感染。在留针期间，可每天用手按压数次，以加强刺激，提高疗效。

三、适应范围

皮内针是久留针的一种发展，故临床上常用于一些慢性顽固性疾病和经常发作的疼痛性疾病，如偏头痛、牙痛、肩痛、胃痛、痛经、神经衰弱、哮喘、不寐、高血压等。近年来还常用于减肥、戒毒等。

四、注意事项

1. 关节附近及胸腹部不宜埋针。因关节活动及胸腹呼吸时，可产生疼痛。
2. 埋针后，若患者感觉疼痛，应将针取出，改选穴位重埋。
3. 埋针期间，针处不可着水，以免感染。
4. 热天汗出较多时，埋针时间不宜过长，以免感染。
5. 皮肤溃疡、不明原因的肿块处禁止埋针。

第四节　火　针

火针法是将特制的金属针具烧红，迅速刺入一定部位或穴位上，并快速退出以治疗疾病的一种方法。火针古称“燔针”、“焠刺”。《灵枢·官针》曰：“焠刺者，刺燔针则取痹也。”明代吴鹤皋说：“焠针者，用火先赤其针而后刺，此治寒痹之在骨也。”

本法具有温经散寒、通经活络的作用，临床常用于治疗风寒湿痹、痈疽、瘰疬、痣疣等疾病。近人改进针具后，其应用范围较前有所扩大，如外阴白斑等。

一、针具

火针的针体一般较粗，以往多用铜制，近来用不锈钢制造，还有用钼丝、钨丝特制而成耐火细针，粗者长约3~4寸，直径约0.5~1mm；也有应用特制的针具，如弹簧式火针、三头火针，以及钨合金制成的火针（图5-11）。根据深刺、浅刺或单针刺、多针刺的不同，其形式也有几种：用于单针深刺的，形与毫针相似，针柄多用竹或骨质包裹，以避免烫手。用于浅刺的，针身比较细短，装在一个木质柄上，便于针刺；有的为了加强刺激，在针柄上同时装3~9枚钢针，形状与皮肤针相似。

二、操作方法

（一）选穴与消毒

1. 选穴　与毫针刺法基本相同，但选穴宜少，多以局部穴位为主。

2. 消毒　针刺前在所选穴位或病变局部的皮肤，先用碘酒棉球消毒，再以75%酒精棉球脱碘。

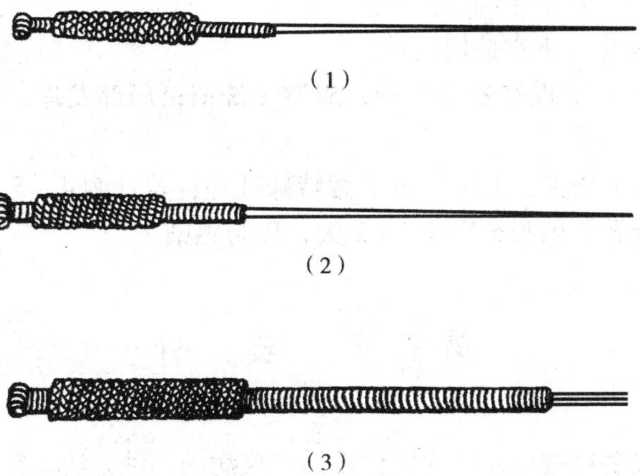

图 5－11　火针针具

（1）细火针；（2）粗火针；（3）三头火针

（二）烧针

烧针是使用火针的关键步骤，针烧得红与不红，可直接影响疗效。因此，在使用火针前必须将针烧红，要先烧针身，后烧针尖。火针烧灼的程度有三种，根据治疗需要，可将针烧至白亮、通红或微红。若针刺较深，需烧至白亮，否则不易刺入，而且剧痛。若针刺较浅，可烧至通红。若针刺表浅，烧至微红便可。

（三）针刺

针刺可用左手拿点燃的酒精灯，右手持针，尽量靠近施治部位，烧针后对准穴位垂直点刺，速进速退。其针刺深度应根据病情、体质、年龄和针刺部位的肌肉厚薄、血管深浅、神经分布而定。一般而言，四肢、腰、腹部针刺较深，可刺 2～5 分深；胸背部针刺宜浅，可刺 1～2 分深；至于痣疣的针刺深度以其基底的深度为宜。出针后用无菌干棉球按压针孔，以减少疼痛并防止出血。

三、适应范围

本法具有温经通络、祛风散寒的作用。主要用于痹证、胃脘痛、泄泻、痢疾、阳痿、痛经、痈疽、瘰疬、腱鞘囊肿、象皮腿、痞积和痣疣等病症。

四、注意事项

1. 除治疗痣、疣外，面部禁用火针。

2. 有大血管、神经干的部位禁用火针。

3. 发热的病症，不宜使用火针。

4. 针刺后局部呈现红晕或红肿，应避免洗浴；局部发痒，不宜搔抓，以防感染。

5. 针刺1~3分深，出针后可不做特殊处理；若针刺4~5分深，出针后用消毒纱布敷盖针孔，用胶布固定1~2天，以防感染。

第五节　鍉　针

鍉针法是以鍉针按压经脉或穴位以治疗疾病的一种方法。鍉针是古代九针之一，为按压穴位用具。因操作时以推按穴位（按脉勿陷）为主，故近人又称为推针。在临床上本法既可用以治疗，又有辅助诊断的作用。

《灵枢·九针十二原》说："三曰鍉针，长三寸半……锋如黍粟之锐，主按脉勿陷以致其气。"《灵枢·官针》说："病在脉，气少当补之者，取以鍉针于井荥分输。"可见鍉针用于按压经脉、腧穴，具有疏通经络、调和气血、补虚泻实的作用。

一、针具

鍉针针体长3.5寸，针身呈圆柱体，针头圆钝光滑如黍粟形，针头直径约2~3mm（图5-12）。多选用金属，如不锈钢、黄铜、银等材料制成。以磁性材料制成者称为磁鍉针。

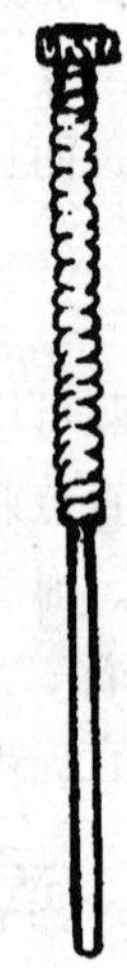

图5-12　鍉针

二、操作方法

用右手拇、食指捏持针柄，中指指腹置于针体的中段，针体与所按压的经脉或穴位皮肤垂直，每次按压持续约1~10分钟，按压时可结合捻转或震颤法以加强刺激。刺激的强度分为弱刺激和强刺激两种，临床应用时可根据病情而定，按压后轻轻揉按皮肤凹陷。

1. 弱刺激　按压用力较轻，形成的凹陷浅，局部有酸胀感，按压部位周围出现红晕，治疗时间较短，按压时结合捻转法。

2. 强刺激　按压用力较重，形成的凹陷深，局部有胀痛感，并可向一定的方向传导，治疗时间较长。按压时结合震颤法。

3. 疗程　每日治疗1~2次，重症每日可治疗3~4次，10次为1疗程。一般治疗 1 ~4 个疗程，疗程与疗程之间须间隔 2 ~3 天。

三、适应范围

本法主要用于冠心病、高血压病、偏头痛、胃脘痛、腹痛、呕吐、消化不良、胆绞痛、肋间神经痛、肩周炎、网球肘、月经不调、痛经、失眠、神经衰弱等病症。

四、注意事项

1. 所选用的锓针，针头要光滑圆钝，不宜过尖，否则产生疼痛等不适感。
2. 不可刺激过强，以防晕针。
3. 垂直按压，不宜斜刺，以防止损伤皮肤。

第六节 芒 针

芒针是一种特制的长针，用较细而富有弹性的不锈钢丝制成，因形状细长如麦芒，故称为芒针。它是由古代九针之一的“长针”演变而来。常用芒针的长度约 5 ~8 寸，也有在 1 尺以上的。

芒针法具有疏通经络、调理脏腑经络功能等作用。由于芒针操作手法较为复杂，应用前必须练习好指力，掌握穴位深部的解剖，操作时注意双手的协同作用及针刺的角度与深度，防止发生意外。

一、针具及消毒

1. 针具 芒针针体采用不锈钢制成，光滑坚韧，富于弹性，不易生锈。芒针的结构与毫针一样，分为五个部分，即针尖、针体、针根、针柄和针尾。其长度有 5 寸、6 寸、7 寸、8 寸、10 寸、15 寸等数种。临床上针长以 5 ~8 寸、粗细为 26 ~28 号最为常用。

2. 消毒 针具使用前必须消毒，通常以高压消毒或用 75% 酒精浸泡 30 分钟后方可使用。

二、操作方法

（一）进针

常规消毒后，刺手持针柄下端，押手的拇食两指用消毒干棉球捏住针体下段以固定针体，露出针尖，并将针尖对准穴位，当针尖接近穴位皮肤时，利用指力和腕力，压捻结合，双手同时用力迅速将针刺入（图5－13）。根据不同穴位，缓慢运针，刺至相应深度。

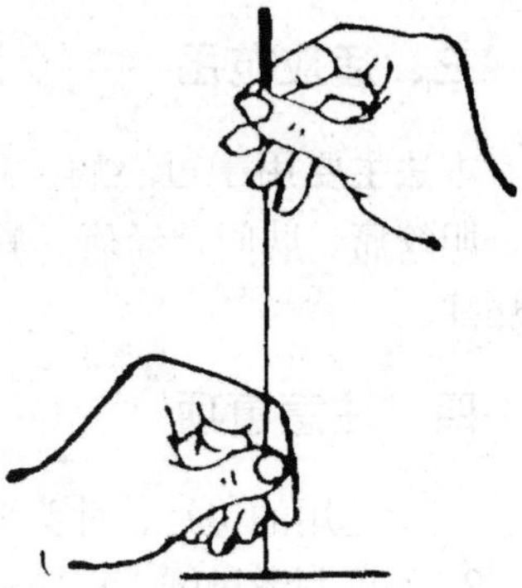

图5－13 芒针进针法

（二）手法

芒针刺入穴位以后，必须运针到一定的深度，并施以各种手法，以增强刺激。通常手法以捻转为主，要求轻捻缓进，左右交替。捻转的角度不宜过大，一般在180°～360°之间。运针不能单方向捻转，否则针身容易缠绕肌纤维，产生疼痛。

行针时，还可以变换针刺的方向和角度，根据穴位解剖部位不同，用押手的动作改变针刺方向和角度，以增加刺激强度，提高治疗效果。

（三）出针

施针完毕后，应缓慢将针退至皮肤表层，再轻轻抽出，边退针边揉按针刺部位，以减轻疼痛。如出针后有血液从针孔溢出，应迅速以干棉球按压针孔，直至出血停止。

三、适应范围

芒针的适应范围与普通毫针一样，较为广泛。因为芒针针体长，针刺较深，所以特别适用于毫针刺法难以取效、必须用长针深刺才能见效的疾病。如血管性头痛、脑血管病、支气管哮喘、胃和十二指肠溃疡、胃下垂、风湿或类风湿性关节炎、多发性神经炎、三叉神经痛、坐骨神经痛、肩关节周围炎、急性脊髓炎、外伤性截瘫、重症肌无力、癫痫等病症。

四、注意事项

1. 对初次接受芒针治疗的患者，应耐心做好解释工作，消除恐惧心理。同时选穴宜少，手法宜轻而且必须熟练，以减少患者疼痛，防止晕针等异常情况的发生。

2. 由于芒针的针身长而细，针刺穴位较深，应告诫患者在进针以后不可移动体位，以免造成弯针、滞针或断针。

3. 针刺时必须缓慢，切忌快速提插，以免造成血管、神经或内脏损伤。

4. 过饥、过饱、过劳、醉酒、年老体弱、孕妇、儿童，以及某些不配合治疗者忌针。

5. 医者态度要严肃认真，不可马虎轻率，以避免针刺事故的发生。

第六章 不同部位刺法

第一节 耳 针

耳针是指用毫针或其他方法刺激耳穴以防治疾病的一种方法。古代医籍中对耳与脏腑经络的关系，以及通过耳诊治疾病的理论和方法等有许多记载。近30多年来，通过大量的临床实践和实验研究，耳穴诊治方法迅速发展，已初步形成了耳穴诊治体系。

一、耳与脏腑经络的关系

1. 耳与脏腑的关系 耳与脏腑的生理、病理有着密切的联系。与生理相关的文献记载有《素问·金匮真言论》："南方赤色，入通于心，开窍于耳，藏精于心"；《灵枢·五阅五使》："耳者，肾之官也"；《灵枢·脉度》："肾气通于耳，肾和则耳能闻五音矣"；《千金方》："心气通于舌，非窍也，其通于窍者，寄见于耳，荣华于耳"；《证治准绳》："肾为耳窍之主，心为耳窍之客"；《杂病源流犀烛》："肺主气，一身之所贯于耳"。而《厘正按摩要术》在汇集前人经验基础上，提出了耳背与五脏的关系，指出"耳珠属肾，耳轮属脾，耳上轮属心，耳皮肉属肺，耳背玉楼属肝"的生理联系。

在病理上，《素问·玉机真脏论》曰："脾为孤脏……其不及则令人九窍不通"；《证治准绳》中说："肺所虚则少气……是以耳聋"。而察耳的形态、色泽等改变，可"视其外应，以知其内脏"的病变，如《灵枢·本脏》说："黑色小理者肾小……耳薄不坚者肾脆"；《证治准绳》曰："凡耳轮红润者生，或黄或黑或青而枯燥者死，薄而白、薄而黑者皆为肾败"。

2. 耳与经络的关系 《内经》中所记述的经脉循行分布显示，手足六阳六阴经均直接或间接上达于耳，故《灵枢·口问》说："耳者，宗脉之所聚也。"可见耳与经络的关系在《内经》时期已奠定了基础。对此，后世医著又多有阐述。《医学真经》："十二经脉，上终于耳，其阴阳诸经，适有交并。"《丹溪心法》："盖十二经络，上络于耳"；"耳为诸宗脉之所附"。《类经图翼》："手足三阴三阳之脉皆入耳中。"《奇经八脉考》从奇经八脉角度，阐述了耳和经络的关系。近年来的耳穴经络感传实验也表明了耳与经络的相关性。

二、耳郭与耳穴

耳郭是外耳的组成部分，位于下颌窝和颞骨、乳突之间，呈垂直方向生长。耳的前外面凹陷，后内面隆凸（图6－1、图6－2）。

（一）耳郭表面解剖

1. 耳郭正面

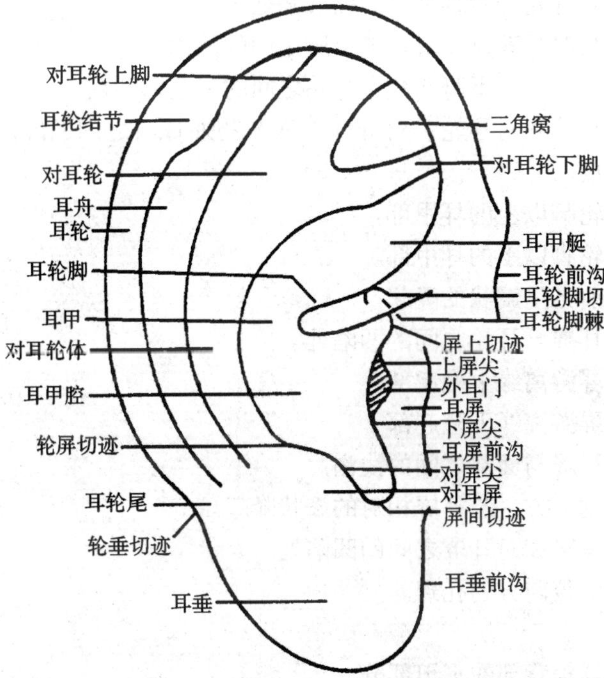

图6－1　耳郭正面

耳垂　耳郭下部无软骨的部分。

耳垂前沟　耳垂与面部之间的浅沟。

耳轮　耳郭卷曲的游离部分。

耳轮脚　耳轮深入耳甲的部分。

耳轮脚棘　耳轮脚和耳轮之间的软骨隆起。

耳轮脚切迹　耳轮脚棘前方的凹陷处。

耳轮结节　耳轮后上部的膨大部分。

耳轮尾　耳轮向下移行于耳垂的部分。

轮垂切迹　耳轮和耳垂后缘之间的凹陷处。

耳轮前沟　耳轮与面部之间的浅沟。

对耳轮　与耳轮相对呈“Y”字形的隆起部，由对耳轮体、对耳轮上脚和对耳轮下脚三部分组成。

对耳轮体　对耳轮下部呈上下走向的主体部分。

对耳轮上脚　对耳轮向上分支的部分。

对耳轮下脚　对耳轮向前分支的部分。

轮屏切迹　对耳轮与对耳屏之间的凹陷处。

耳舟　耳轮与对耳轮体及对耳轮上脚之间的凹沟。

三角窝　对耳轮上、下脚与相应耳轮之间的三角形凹窝。

耳甲　部分耳轮和对耳轮、对耳屏、耳屏及外耳门之间的凹窝。由耳甲艇、耳甲腔两部分组成。

耳甲艇　耳轮脚以上的耳甲部。

耳甲腔　耳轮脚以下的耳甲部。

耳屏　耳郭前方呈瓣状的隆起。

屏上切迹　耳屏与耳轮之间的凹陷处。

上屏尖　耳屏游离缘上隆起部。

下屏尖　耳屏游离缘下隆起部。

耳屏前沟　耳屏与面部之间的浅沟。

对耳屏　耳垂上方，与耳屏相对的瓣状隆起。

屏间切迹　耳屏和对耳屏之间的凹陷处。

外耳门　耳甲腔前方的孔窍。

2. 耳郭背面

耳轮背面　耳轮背部的平坦部分。

耳轮尾背面　耳轮尾背部的平坦部分。

耳垂背面　耳垂背部的平坦部分。

耳舟隆起　耳舟在耳背呈现的隆起。

三角窝隆起　三角窝在耳背呈现的隆起。

耳甲艇隆起　耳甲艇在耳背呈现的隆起。

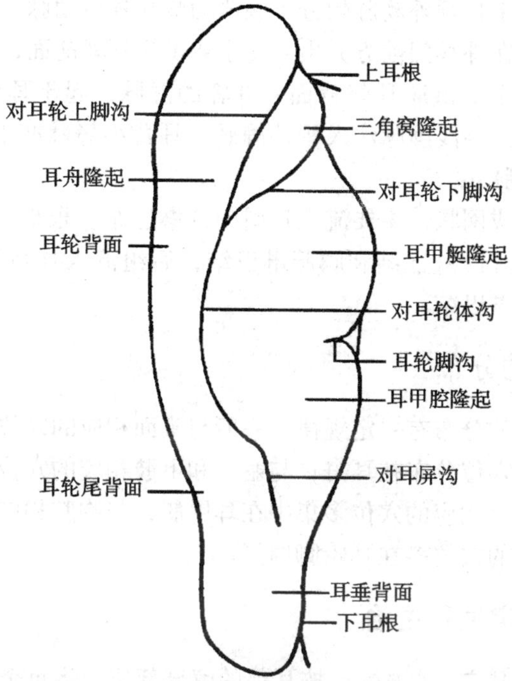

图6-2　耳郭背面

耳甲腔隆起　耳甲腔在耳背呈现的隆起。

对耳轮上脚沟　对耳轮上脚在耳背呈现的凹沟。

对耳轮下脚沟　对耳轮下脚在耳背呈现的凹沟。

对耳轮体沟　对耳轮体在耳背呈现的凹沟。

耳轮脚沟　耳轮脚在耳背呈现的凹沟。

对耳屏沟　对耳屏在耳背呈现的凹沟。

3. 耳根

上耳根　耳郭与头部相连的最上部。

下耳根　耳郭与头部相连的最下部。

（二）耳郭的组织结构

耳郭主要由弹性纤维软骨、软骨膜、韧带、退化了的耳肌及覆盖于外层的皮下组织和皮肤所构成。耳郭的神经分布极为丰富，其中脊神经有来自颈丛的耳大神经和枕小神经，脑神经有来自三叉神经分支的耳颞神经、面神经耳支、迷走神经分支和舌咽神经分支合成的耳支及来自颈动脉丛的交感神经。

耳郭的动脉，来自颈外动脉的分支颞浅动脉和耳后动脉，在耳郭深部沿软骨膜行走。颞浅动脉在外耳门前方分出三支主要供应耳郭前面，耳后动脉从下耳根沿耳郭背面上行，主要供应耳郭背面。耳郭的静脉，起于耳郭浅层，前面汇成2~3支较大静脉，经颞浅静脉注入颈外静脉。耳背小静脉亦汇成3~5支，经耳后静脉汇入颈外静脉。

耳郭的淋巴多成网状，主要流入耳周围的淋巴结。根据其流向分为前、后、下三组：前组流入耳前淋巴结和腮腺淋巴结，后组流入耳后淋巴结和乳突淋巴结，下组流入耳后淋巴结。

（三）耳穴的分布

耳穴在耳郭上的分布有一定规律，一般与头面相应的穴位分布在对耳屏与耳垂；与上肢相应的穴位分布在耳舟；与躯干和下肢相应的穴位在对耳轮体和对耳轮上、下脚；与腹腔相应的穴位多集中在耳甲艇；与胸腔相应的耳穴分布在耳甲腔；与消化道相应的穴位多在耳轮脚周围。

三、耳穴的定位和主治

为了标准定位耳穴，《国标》按耳郭的解剖部位，将每个部位划分成若干个区（图6-3~图6-9）。

（一）耳轮穴位的定位和主治

为了便于取穴，将耳轮分为12个区。耳轮脚为耳轮1区。耳轮脚切迹到对耳轮下脚上缘之间的耳轮分为三等份，自下而上依次为耳轮2区、3区、4区；对耳轮下脚上缘到对耳轮上脚前缘之间的耳轮为耳轮5区；对耳轮上脚前缘到耳尖之间的耳轮为耳轮6区；耳尖到耳轮结节上缘为耳轮7区；耳轮结节上缘到耳轮结节下缘为耳轮8区。耳轮结节下缘到轮垂切迹之间的耳轮分为四等份，自上而下依次为耳轮9区、10区、11区和12区。

1. 耳中

【部位】在耳轮脚处，即耳轮1区。

【主治】呃逆、荨麻疹、皮肤瘙痒症、小儿遗尿、咯血、出血性疾病。

2. 直肠

【部位】在耳轮脚棘前上方的耳轮处，即耳轮2区。

【主治】便秘、腹泻、脱肛、痔疾。

3. 尿道

【部位】在直肠上方的耳轮，即耳轮3区。

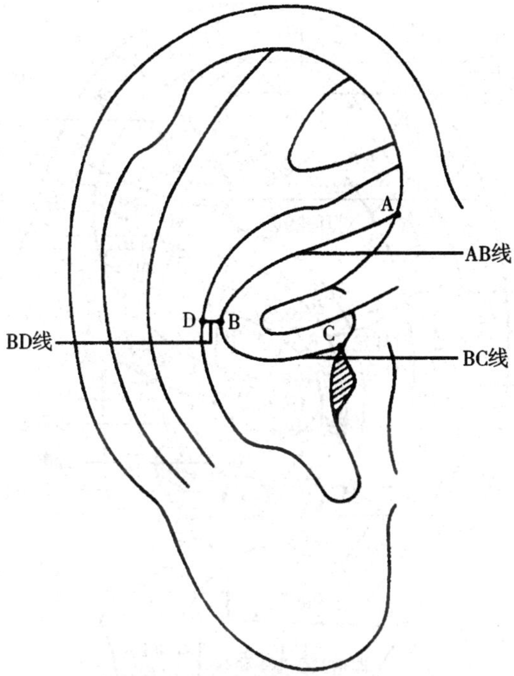

图 6－3　耳郭分区（一）

【主治】尿频、尿急、尿痛、尿潴留。

4. 外生殖器

【部位】在对耳轮下脚前方的耳轮处，即耳轮 4 区。

【主治】睾丸炎、附睾炎、阴道炎、外阴瘙痒。

5. 肛门

【部位】在三脚窝前方的耳轮处，即耳轮 5 区。

【主治】痔疾、肛裂。

6. 耳尖

【部位】在耳郭向前对折的上部尖端处，即 6、7 区交界处。

【主治】发热、高血压、急性结膜炎、麦粒肿、牙痛、失眠。

7. 结节

【部位】在耳轮结节处，即耳轮 8 区。

【主治】头晕、头痛、高血压。

8. 轮 1

【部位】在耳轮结节下方的耳轮处，即耳轮 9 区。

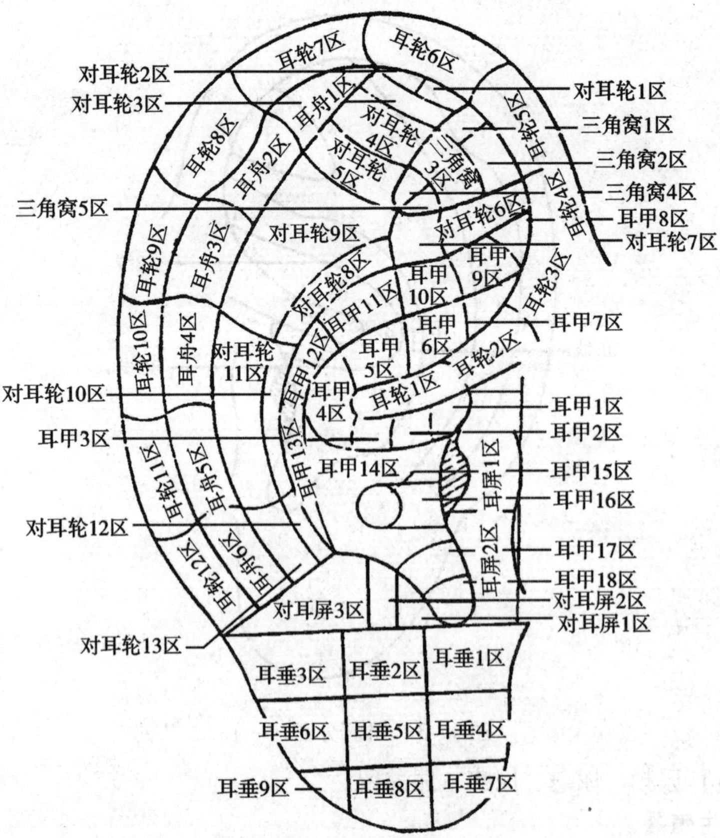

图6－4　耳郭分区

【主治】发热、扁桃体炎、上呼吸道感染。

9. 轮2

【部位】在轮1区下方的耳轮处，即耳轮10区。

【主治】发热、扁桃体炎、上呼吸道感染。

10. 轮3

【部位】在轮2区下方的耳轮处，即耳轮11区。

【主治】发热、扁桃体炎、上呼吸道感染。

11. 轮4

【部位】在轮3区下方的耳轮处，即耳轮12区。

【主治】发热、扁桃体炎、上呼吸道感染。

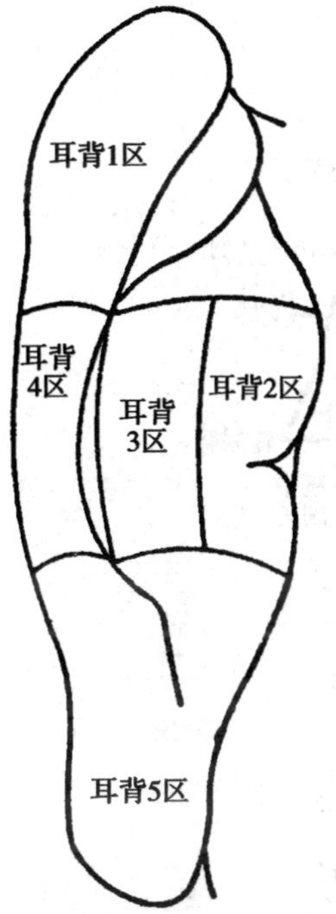

图6－5　耳郭分区（二）

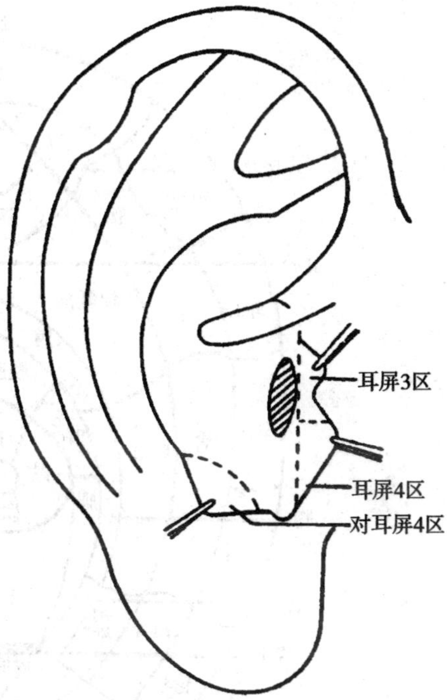

图6－6　耳郭分区（三）

（二）耳舟穴位的定位和主治

为了便于取穴，将耳舟分为六等份，自上而下依次为耳舟 1 区、2 区、3 区、4 区、5 区、6 区。

1. 指

【部位】在耳舟上方处，即耳舟 1 区。

【主治】甲沟炎、手指麻木和疼痛。

2. 腕

【部位】在指区的下方处，即耳舟 2 区。

【主治】腕部疼痛。

3. 风溪

【部位】在耳轮结节前方，指区与腕区之间，即耳舟 1、2 区交界处。

【主治】荨麻疹、皮肤瘙痒症、过敏性鼻炎。

4. 肘

【部位】在腕区的下方处，即耳舟 3 区。

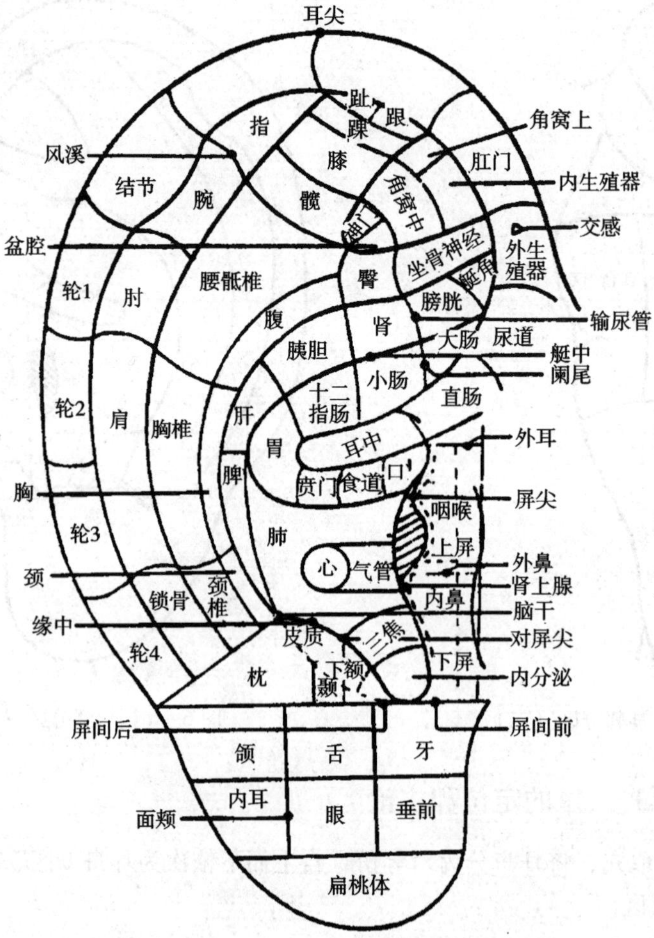

图 6－7　耳穴定位（正面）

【主治】肱骨外上髁炎、肘部疼痛。

5. 肩

【部位】在肘区的下方处，即耳舟 4、5 区。

【主治】肩关节周围炎、肩部疼痛。

6. 锁骨

【部位】在肩区的下方处，即耳舟 6 区。

【主治】肩关节周围炎。

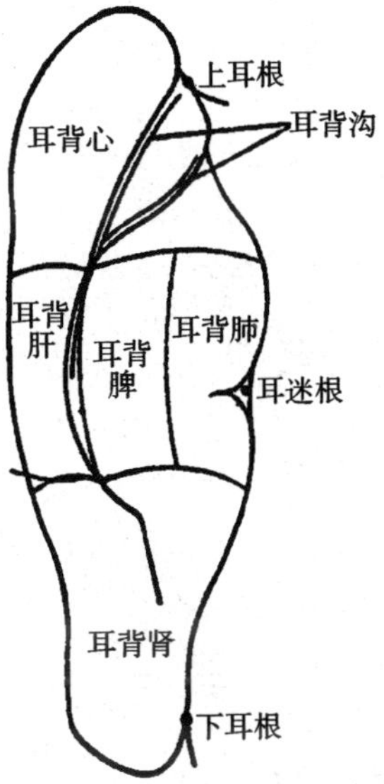

图6－8　耳郭定位（背面）

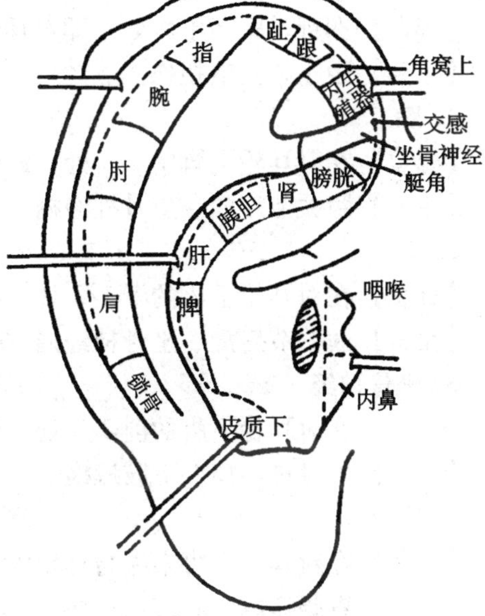

图6－9　耳郭定位（内侧面）

（三）对耳轮穴位的定位和主治

为了便于取穴，将对耳轮分为13区。对耳轮上脚分为上、中、下三等份，下1/3为对耳轮5区，中1/3为对耳轮4区；再将上1/3分为上、下二等份，下1/2为对耳轮3区，再将上1/2分为前后二等份，后1/2为对耳轮2区，前1/2为对耳轮1区。对耳轮下脚分为前、中、后三等份，中、前2/3为对耳轮6区，后1/3为对耳轮7区。将对耳轮体从对耳轮上、下脚分叉处至轮屏切迹分为五等份，再沿对耳轮耳甲缘将对耳轮体分为前1/4和后3/4两部分，前上2/5为对耳轮8区，后上2/5为对耳轮9区，前中2/5为对耳轮10区，后中2/5为对耳轮11区，前下1/5为对耳轮12区，后下1/5为对耳轮13区。

1. 跟

【部位】在对耳轮上脚前上部，即对耳轮1区。

【主治】足跟痛。

2. 趾

【部位】在耳尖下方的对耳轮上脚后上部，即对耳轮2区。

【主治】甲沟炎、趾部疼痛。

3. 踝

【部位】在趾、跟区下方处，即对耳轮3区。

【主治】距小腿关节扭伤。

4. 膝

【部位】在对耳轮上脚中1/3处，即对耳轮4区。

【主治】膝关节疼痛、坐骨神经痛。

5. 髋

【部位】在对耳轮上脚的下1/3处，即对耳轮5区。

【主治】髋关节疼痛、坐骨神经痛、腰骶部疼痛。

6. 坐骨神经

【部位】在对耳轮下脚的前2/3处，即对耳轮6区。

【主治】坐骨神经痛、下肢瘫痪。

7. 交感

【部位】在对耳轮下脚末端与耳轮内缘相交处，即对耳轮6区前端。

【主治】胃肠痉挛、心绞痛、胆绞痛、输尿管结石、自主神经功能紊乱。

8. 臀

【部位】在对耳轮下脚的后1/3处，即对耳轮7区。

【主治】坐骨神经痛、臀筋膜炎。

9. 腹

【部位】在对耳轮体前部上2/5处，即对耳轮8区。

【主治】腹痛、腹胀、腹泻、急性腰扭伤、痛经、产后宫缩痛。

10. 腰骶部

【部位】在腹区后方，即对耳轮9区。

【主治】腰骶部疼痛。

11. 胸

【部位】在对耳轮体前部中2/5处，即对耳轮10区。

【主治】胸胁疼痛、肋间神经痛、胸闷、乳腺炎。

12. 胸椎

【部位】在胸区后方，即对耳轮11区。

【主治】胸痛、经前乳房胀痛、乳腺炎、产后泌乳不足。

13. 颈

【部位】在对耳轮体前部下1/5处，即对耳轮12区。

【主治】落枕、颈椎疼痛。

14. 颈椎

【部位】在颈区后方，即对耳轮13区。

【主治】落枕、颈椎综合征。

（四）三角窝穴位的定位和主治

为了便于取穴，将三角窝由耳轮内缘至对耳轮上、下脚分叉处分为前、中、后三等份，中1/3为三角窝3区，再将前1/3分为上、中、下三等份，上1/3为三角窝1区，中、下2/3为三角窝2区；再将后1/3分为上、下二等份，上1/2为三角窝4区，下1/2为三角窝5区。

1. 角窝上

【部位】在三角窝前1/3的上部，即三角窝1区。

【主治】高血压。

2. 内生殖器

【部位】在三角窝前1/3的下部，即三角窝2区。

【主治】痛经、月经不调、白带过多、功能失调性子宫出血、阳痿、遗精、早泄。

3. 角窝中

【部位】在三角窝中1/3处，即三角窝3区。

【主治】哮喘。

4. 神门

【部位】在三角窝后1/3的上部，即三角窝4区。

【主治】失眠、多梦、戒断综合征、癫痫、高血压、神经衰弱。

5. 盆腔

【部位】在三角窝后1/3的下部，即三角窝5区。

【主治】盆腔炎、附件炎。

（五）耳屏穴位的定位和主治

为了便于取穴，将耳屏分成4区。耳屏外侧面分为上、下二等份，上部为耳屏1区，下部为耳屏2区。将耳屏内侧面分为上、下二等份，上部为耳屏3区，下部为耳屏4区。

1. 上屏

【部位】在耳屏外侧面上1/2处，即耳屏1区。

【主治】咽炎、鼻炎。

2. 下屏

【部位】在耳屏外侧面下 1/2 处，即耳屏 2 区。

【主治】鼻炎、鼻塞。

3. 外耳

【部位】在屏上切迹前方近耳轮部，即耳屏 1 区上缘处。

【主治】外耳道炎、中耳炎、耳鸣。

4. 屏尖

【部位】在耳屏游离缘上部尖端，即耳屏 1 区后缘处。

【主治】发热、牙痛、斜视。

5. 外鼻

【部位】在耳屏外侧面中部，即耳屏 1、2 区之间。

【主治】鼻前庭炎、鼻炎。

6. 肾上腺

【部位】在耳屏游离缘下部尖端，即耳屏 2 区后缘处。

【主治】低血压、风湿性关节炎、腮腺炎、链霉素中毒、眩晕、休克。

7. 咽喉

【部位】在耳屏内侧面上 1/2 处，即耳屏 3 区。

【主治】声音嘶哑、咽炎、扁桃体炎、失语、哮喘。

8. 内鼻

【部位】在耳屏内侧面下 1/2 处，即耳屏 4 区。

【主治】鼻炎、上颌窦炎、鼻衄。

9. 屏间前

【部位】在屏间切迹前方耳屏最下部，即耳屏 2 区下缘处。

【主治】咽炎、口腔炎。

（六）对耳屏穴位的定位和主治

为了便于取穴，将对耳屏分为 4 区。由对屏尖及对屏尖至轮屏切迹连线之中点，分别向耳垂上线作两条垂直线，将对耳屏外侧面及其后部分成前、中、后 3 区，前为对耳屏 1 区、中为对耳屏 2 区、后为对耳屏 3 区。对耳屏内侧面为对耳屏 4 区。

1. 额

【部位】在对耳屏外侧面的前部，即对耳屏 1 区。

【主治】偏头痛、头晕。

2. 屏间后

【部位】在屏尖切迹后方对耳屏前下部，即对耳屏 1 区下缘处。

【主治】额窦炎。

3. 颞

【部位】在对耳屏外侧面的中部，即对耳屏 2 区。

【主治】偏头痛、头晕。

4. 枕

【部位】在对耳屏外侧面的后部，即对耳屏 3 区。

【主治】头晕、头痛、癫痫、哮喘、神经衰弱。

5. 皮质下

【部位】在对耳屏内侧面，即对耳屏 4 区。

【主治】痛证、间日疟、神经衰弱、假性近视、失眠。

6. 对屏尖

【部位】在对耳屏游离缘的尖端，即对耳屏 1、2、4 区交点处。

【主治】哮喘、腮腺炎、睾丸炎、附睾炎、神经性皮炎。

7. 缘中

【部位】在对耳屏游离缘上，对屏尖与轮屏切迹连线之中点处，即对耳屏 2、3、4 区交点处。

【主治】遗尿、内耳眩晕症、尿崩症、功能失调性子宫出血。

8. 脑干

【部位】在轮屏切迹处，即对耳屏 3、4 区之间。

【主治】眩晕、后头痛、假性近视。

（七）耳甲穴位的定位和主治

为了便于取穴，将耳甲用标志点、线分为 18 区。在耳轮的内缘上，设耳轮脚切迹至对耳轮下脚间中、上 1/3 交界处为 A 点；在耳甲内，由耳轮脚消失处向后作一水平线与对耳轮耳甲缘相交，设交点处为 D 点；设耳轮脚消失处至 D 点连线中、后 1/3 交界处为 B 点；设外耳道口后缘上 1/4 与下 3/4 交界处为 C 点；从 A 点向 B 点作一条与对耳轮耳甲艇弧度大体相仿的曲线；从 B 点向 C 点作一条与耳轮脚下缘弧度大体相仿的曲线。将 BC 线前段与耳轮脚下缘间分成三等份，前 1/3 为耳甲 1 区，中 1/3 为耳甲 2 区，后 1/3 为耳甲 3 区。ABC 线前方，耳轮脚消失处为耳甲 4 区。将 AB 线前段与耳轮脚上缘及部分耳轮内缘间分成三等份，后 1/3 为 5 区，中 1/3 为 6 区，前 1/3 为 7 区。将对耳轮下脚下缘前、中 1/3 交界处与 A 点连线，该线前方的耳甲艇部为耳甲 8 区。将 AB 线前段与对耳轮下脚下缘间耳甲8区以后的部分，分为前、后二等份，前1/2为耳甲9区，后1/2为耳甲10区。在AB线后段上方的耳甲艇部，将耳甲10区后缘与BD线之间分成上、下二等份，上1/2为耳甲11区，下1/2为耳甲12区。由轮屏切迹至B点作连线，该线后方、BD线下方的耳甲腔部为耳甲13区。以耳甲腔中央为圆心，圆心与BC线间距离的1/2为半径作圆，该圆形区域为耳甲15区。以15区最高点及最低点分别向外耳门后壁作两条切线，切线间为耳甲16区。15、16区周围为耳甲14区。将外耳门的最低点与对耳屏耳甲缘中点相连，再将该线以下的耳甲腔部分分为上、下二等份，上1/2为耳甲17区，下1/2为耳甲18区。

1. 口

【部位】在耳轮脚下方前1/3处，即耳甲1区。

【主治】面瘫、口腔炎、胆囊炎、胆石症、戒断综合征、牙周炎、舌炎。

2. 食道

【部位】在耳轮脚下方中1/3处，即耳甲2区。

【主治】食道炎、食管痉挛。

3. 贲门

【部位】在耳轮脚下方后1/3处，即耳甲3区。

【主治】贲门痉挛、神经性呕吐。

4. 胃

【部位】在耳轮脚消失处，即耳甲4区。

【主治】胃痉挛、胃炎、胃溃疡、失眠、牙痛、消化不良、恶心呕吐、前额痛。

5. 十二指肠

【部位】在耳轮脚及部分耳轮与AB线之间的后1/3处，即耳甲5区。

【主治】十二指肠溃疡、胆囊炎、胆石症、幽门痉挛、腹胀、腹泻、腹痛。

6. 小肠

【部位】在耳轮脚及部分耳轮与AB线之间的中1/3处，即耳甲6区。

【主治】消化不良、腹痛、腹胀、心动过速。

7. 大肠

【部位】在耳轮脚及部分耳轮与AB线之间的前1/3处，即耳甲7区。

【主治】腹泻、便秘、咳嗽、牙痛、痤疮。

8. 阑尾

【部位】在小肠区和大肠区之间，即耳甲6、7区交界处。

【主治】单纯性阑尾炎、腹泻。

9. 艇角

【部位】在对耳轮下脚下方前部，即耳甲8区。

【主治】前列腺炎、尿道炎。

10. 膀胱

【部位】在对耳轮下脚下方中部，即耳甲9区。

【主治】膀胱炎、遗尿、尿潴留、腰痛、坐骨神经痛、后头痛。

11. 肾

【部位】在对耳轮下脚下方后部，即耳甲10区。

【主治】腰痛、耳鸣、神经衰弱、肾盂肾炎、遗尿、哮喘、月经不调、阳痿、遗精、早泄。

12. 输尿管

【部位】在肾区与膀胱区之间，即耳甲9、10区交界处。

【主治】输尿管结石绞痛。

13. 胰胆

【部位】在耳甲艇的后上部，即耳甲11区。

【主治】胆囊炎、胆石症、胆道蛔虫症、偏头痛、带状疱疹、中耳炎、耳鸣、急性胰腺炎。

14. 肝

【部位】在耳甲艇的后下部，即耳甲12区。

【主治】胁痛、眩晕、经前期紧张症、月经不调、更年期综合征、高血压、假性近视、单纯性青光眼。

15. 艇中

【部位】在小肠区与肾区之间，即耳甲6、10区交界处。

【主治】腹痛、腹胀、胆道蛔虫症。

16. 脾

【部位】在BD线下方，耳甲腔的后上部，即耳甲13区。

【主治】腹胀、腹泻、便秘、食欲不振、功能失调性子宫出血、白带过多、内耳眩晕症。

17. 心

【部位】在耳甲腔正中凹陷处，即耳甲15区。

【主治】心动过速、心律不齐、心绞痛、无脉症、神经衰弱、癔病、口舌生疮。

18. 气管

【部位】在心区与外耳门之间，即耳甲16区。

【主治】哮喘、支气管炎。

19. 肺

【部位】在心、气管区周围处，即耳甲 14 区。

【主治】咳嗽、胸闷、声音嘶哑、皮肤瘙痒症、荨麻疹、便秘、戒断综合征。

20. 三焦

【部位】在外耳门后下，肺与内分泌之间，即耳甲 17 区。

【主治】便秘、腹胀、上肢外侧疼痛。

21. 内分泌

【部位】在屏间切迹内，耳甲腔的前下部，即耳甲 18 区。

【主治】痛经、月经不调、更年期综合征、痤疮、间日疟、甲状腺功能减退或亢进症。

（八）耳垂穴位的定位和主治

为了便于取穴，将耳垂分为 9 区。在耳垂上线至耳垂下缘最低点之间划两条等距离平行线，于上平行线上引两条垂直等分线，将耳垂分为 9 区，上部由前到后依次为耳垂 1 区、2 区、3 区；中部由前到后依次为耳垂 4 区、5 区、6 区；下部由前到后依次为耳垂 7 区、8 区、9 区。

1. 牙

【部位】在耳垂正面前上部，即耳垂 1 区。

【主治】牙痛、牙周炎、低血压。

2. 舌

【部位】在耳垂正面中上部，即耳垂 2 区。

【主治】舌炎、口腔炎。

3. 颌

【部位】在耳垂正面后上部，即耳垂 3 区。

【主治】牙痛、颞颌关节功能紊乱症。

4. 垂前

【部位】在耳垂正面前中部，即耳垂 4 区。

【主治】神经衰弱、牙痛。

5. 眼

【部位】在耳垂正面中央部，即耳垂 5 区。

【主治】急性结膜炎、电光性眼炎、麦粒肿、假性近视。

6. 内耳

【部位】在耳垂正面后中部，即耳垂 6 区。

【主治】内耳性眩晕症、耳鸣、听力减退、中耳炎。

7. 面颊

【部位】在耳垂正面与内耳区之间，即耳垂5、6区交界处。

【主治】周围性面瘫、三叉神经痛、痤疮、扁平疣、面肌痉挛、腮腺炎。

8. 扁桃体

【部位】在耳垂正面下部，即耳垂7、8、9区。

【主治】扁桃体炎、咽炎。

（九）耳背穴位的定位和主治

为了便于取穴，将耳背分为5区。分别过对耳轮上、下脚分叉处耳背对应点和轮屏切迹耳背对应点作两条水平线，将耳背分为上、中、下3部，上部为耳背1区，下部为耳背5区，再将中部分为内、中、外三等份，内1/3为耳背2区，中1/3为耳背3区，外1/3为耳背4区。

1. 耳背心

【部位】在耳背上部，即耳背1区。

【主治】心悸、失眠、多梦。

2. 耳背肺

【部位】在耳背中内部，即耳背2区。

【主治】哮喘、皮肤瘙痒症。

3. 耳背脾

【部位】在耳背中央部，即耳背3区。

【主治】胃痛、消化不良、食欲不振。

4. 耳背肝

【部位】在耳背中外部，即耳背4区。

【主治】胆囊炎、胆石症、胁痛。

5. 耳背肾

【部位】在耳背下部，即耳背5区。

【主治】头晕、头痛、神经衰弱。

6. 耳背沟

【部位】在对耳轮沟和对耳轮上、下脚沟处。

【主治】高血压、皮肤瘙痒症。

（十）耳根穴位的定位和主治

1. 上耳根

【部位】在耳根最上处。

【主治】鼻衄。

2. 耳迷根

【部位】在耳轮脚后沟的耳根处。

【主治】胆囊炎、胆石症、胆道蛔虫症、鼻塞、心动过速、腹痛、腹泻。

3. 下耳根

【部位】在耳根最下处。

【主治】低血压、下肢瘫痪、小儿麻痹后遗症。

四、操作方法

（一）选穴

根据选穴原则与患者的病情，进行处方配穴。

（二）严格消毒

耳郭组织结构特殊，使用耳针法时，除了针具与医者手指消毒外，施术部位必须进行常规消毒，即在耳穴皮肤上先用2%碘酊消毒，再用75%酒精消毒并脱碘。

（三）刺激方法

耳针的刺激方法很多，目前临床常用的有下列几种。

1. 毫针刺法 进针时，医生用左手拇食两指固定耳郭，中指托着针刺部位的耳背，这样既可掌握针刺的深度，又可减轻针刺时的疼痛，用右手持针，在选定的反应点或耳穴处进针。进针的方法有捻入法和插入法两种。针刺的深度应视耳郭的厚薄、穴位的位置而定，一般刺入2～3分深即可达软骨，其深度以毫针能稳定而不摇摆为宜，但不可刺透耳郭背面皮肤。刺激强度应根据患者的病情、体质、痛阈而灵活掌握。针刺手法以小幅度捻转为主，若病者感应强烈，可不行针。留针时间一般为20～30分钟，慢性病、疼痛性疾病可适当延长，小儿、老年人留针时间不宜过长。出针时，左手托住耳背，右手起针，并用消毒干棉球压迫针孔，以防出血，必要时再用2%碘酒棉球涂擦1次。一般来说，急性病证，两侧耳穴同用；慢性病证，每次用一侧耳穴，两耳交替针刺，7～10次为1疗程，疗程间歇2～3天。

2. 电针法 将传统的毫针法与脉冲电流刺激相结合的一种方法。利用不同波形的脉冲电刺激，强化针刺耳穴的刺激作用，从而达到增强疗效的目的。凡适合耳针治疗的疾病均可采用。

操作方法是将毫针分别刺入所选定的耳穴后，把性能良好的电针仪的电流输出调节旋钮拨至“0”位，然后将一对输出导线之正、负极分别连接在两根毫针柄上，选择好所需的波形和频率，再打开电针仪的开关，慢慢调节电流输出旋钮，使电流强度逐渐增大至所需的刺激量。治疗完毕后先将旋钮拨回“0”位，再关闭电源开关，撤去导线，最后起针。一般每次通电时间以10~20分钟为宜，疗程与毫针法相同。

3. 埋针法　将皮内针埋于耳穴内，作为一种微弱而持久的刺激，以达到治疗目的的方法。埋针法具有持续刺激、巩固疗效等作用，适用于一些疼痛性疾病、慢性病，或因故不能每天接受治疗的患者，也可用于巩固某些疾病治疗后的疗效。

操作方法是严格消毒后，医者左手固定耳郭，绷紧针处皮肤，右手用镊子夹住消毒的皮内针柄，刺入所选耳穴，一般刺入针体的2/3，再用胶布固定。若用环形揿钉状皮内针时，因针环不易拿取，可直接将针环贴在小块胶布上，再将揿钉压入耳穴内。一般仅埋患侧单耳，每次埋针3~5穴，每日自行按压3~5次，留针3~5天。必要时也可埋两耳。若埋针处痛甚时，可适当调整针尖方向和深浅度，埋针处不要淋湿浸泡，夏季埋针时间不宜过长；埋针后耳郭局部跳痛不适，需及时检查埋针处有无感染；若有感染现象，起针后针眼处红肿或有脓点，应立即采取相应措施。

4. 压籽法　指选用质硬而光滑的小粒药物种子或药丸等贴压耳穴以防治疾病的方法，又称压丸法、压豆法。压籽法是在耳毫针、埋针治病的基础上产生的一种简单方法，不仅能收到与毫针、埋针同样的疗效，而且安全、无创、无痛，且能起到持续的作用，易被患者接受。此法适用于耳针治疗的各种病症，特别适宜于老人、儿童、惧痛的患者和需长期进行耳穴刺激的患者。

压丸所用材料可因地制宜，植物种子、药丸等，凡是表面光滑、质硬、无副作用、适合贴压穴位面积大小的物质均可选用，如王不留行籽、油菜籽、莱菔子、六神丸、喉症丸、绿豆、小米等。操作方法是先在耳郭局部消毒，将材料粘附在0.5cm×0.5cm大小的胶布中央，然后贴敷于穴位上，并给予适当按压，使耳郭有发热、肿痛感（即“得气”）。一般每次贴压一侧耳穴，两耳交替，3天换一次，也可两耳同时贴压。在耳穴贴压期间，应嘱患者每日自行按压数次，每次每穴1~2分钟。

在临床应用中，也可根据病情需要选用一些药液将王不留行籽或其他压耳的种子浸泡，从而起到压耳与药物的共同治疗作用以提高疗效。

5. 温灸法　用温热作用刺激耳郭以治疗疾病的方法，有温经散寒、疏通经络的功能，多用于虚证、寒证、痹证等。

操作方法因选材而异。艾条灸可温灸整个耳郭或较集中的部分耳穴。艾炷灸时，将麦粒大小的艾炷粘附于用大蒜汁涂抹的耳穴上，然后用线香点燃施灸，皮肤感到灼热时换炷再灸，一般每次灸1~3穴，每穴灸3~9壮，适用于面瘫、腰腿痛、痄腮、缠腰火丹、痹证等。灯芯草灸是将灯芯草蘸有香油的一端点燃，对准耳穴迅速点灸，每次1~2穴，两耳交替，适用于痄腮、目赤肿痛、缠腰火丹等。线香灸适用于单个耳穴的施灸，使用时可将点燃的卫生线香对准耳穴施灸，香火距皮肤约1cm，以局部有温热感为度，每穴灸3~5分钟，多用于治疗腰腿痛、落枕、肩凝症等。

6. 刺血法 用三棱针在耳郭皮肤上刺出血的治疗方法，有镇静开窍、泄热解毒、消肿止痛、去瘀生新等作用，用于实热、阳闭、瘀血、热毒等多种病症。

操作方法是先按摩耳郭使其充血，常规消毒后，用点刺法在耳穴处放血3~5滴，然后用消毒干棉球擦拭、按压止血。一般隔日1次，急性病可一天2次。孕妇、出血性疾病和凝血功能障碍者忌用，体质虚弱者慎用。

7. 磁疗法 用磁场作用于耳穴以治疗疾病的方法。具有镇痛、止痒、催眠、止喘和调整植物神经功能等作用，适用于各类痛证、哮喘、皮肤病、神经衰弱、高血压等。

有直接贴敷法和间接贴敷法两种。直接贴敷法：把磁珠放置在胶布中央直接贴于耳穴上（类似压籽法），可用磁珠或磁片异名极分别在耳郭前后相对贴，使磁力线集中穿透穴位，更好地发挥作用。间接贴敷法：用纱布或薄层脱脂棉把磁珠（片）包起后固定在耳穴上，可减少磁珠（片）直接接触皮肤而产生的某些副作用。

磁疗时，采用的磁体不宜过多过大，磁场强度不宜过强，约有5%~10%的患者在行磁疗时出现头晕、恶心、乏力、局部灼热或刺痒等不良反应，若持续数分钟不消失时，可将磁体取下，以减轻或消除反应。

8. 光针法 又称耳穴激光照射，是用对人体组织有刺激作用和热作用的激光照射耳穴以治疗疾病的方法。此法无痛无创，适应证广，特别适宜于治疗高血压、哮喘、心律不齐、痛经、过敏性鼻炎、复发性口疮等。目前临床常用的是氦-氖激光治疗仪。使用方法为调节电压至红色激光束稳定输出时，按顺序照射耳穴，每次照1~3穴，每穴照3~5分钟，10次为1疗程。

用光针法治疗时，切忌眼睛直视激光束，以免损伤，必要时可戴防护镜。

9. 按摩法 在耳郭不同部位进行按摩、提捏、点掐以防治疾病的方法。

常用的方法有自身耳郭按摩法和耳郭穴位按摩法。自身耳郭按摩法，用于多种疾病的辅助治疗和养生保健，包括全耳按摩、手摩耳轮和提捏耳垂。全耳按摩是用两手掌心依次按摩耳郭腹背两侧至耳郭充血发热为止。手摩耳轮是两手握空拳，以拇、食两指沿着外耳轮上下来回按摩至耳轮充血发热为止。提捏耳垂是用两手由轻到重提捏耳垂3~5分钟。以上方法可用于多种疾病的辅助治疗和养生保健。耳郭穴位按摩法，是医生用压力棒点压或揉按耳穴，也可将拇指对准耳穴，食指对准耳穴相对应的耳背侧，拇、食两指同时掐按，此法用于耳针法的各种适应证。

五、临床应用

（一）辅助诊断

人体有病时，耳郭上往往会出现各种阳性反应，如相关部位的耳穴电阻值下降、痛阈值降低、皮肤色泽及形态改变等。耳穴探查即探查阳性反应点以辅助诊断和治疗。常用探查法有望诊法、压痛法和电测法等。

1. 望诊法　是用肉眼或放大镜在自然光线下，直接观察耳郭皮肤有无变色、变形等征象，但应排除色素痣、冻疮及随生理变化而出现的反应等。

2. 压痛法　用弹簧探棒等在与疾病相应的部位由周围向中心，以均匀的压力仔细探查。当患者出现皱眉、眨眼、呼痛、躲闪等反应，且与周围有明显差异时，可作为诊治参考。

3. 电测法　用耳穴电子探测仪，测定皮肤电阻、电位、电容等变化，如出现电阻降低，导电量增加，形成良导点者，可供参考。临床应用时，应将各种方法有机结合，才能全面了解阳性反应点的位置与变化，排除假阳性，为耳针法诊治提供依据。

（二）治疗选穴

临床选用耳针法治疗时，其选穴原则有以下几个方面：

1. 按病变的相应部位选穴　如胃病选胃穴；肺病选肺穴；阑尾炎选阑尾穴；膝关节痛选膝穴等。

2. 根据中医基础理论选穴　如肝开窍于目，眼疾选肝穴；肾开窍于耳，耳疾选肾穴；肺主皮毛，皮肤疾患选肺穴；心藏神，失眠、神经衰弱选心穴。

3. 根据西医学理论选穴　如高血压病选降压沟；消化性溃疡选皮质下；妇科病、生殖系统病选内分泌；血管性疾病选肾上腺；神经系统疾病选脑干、脑点。

4. 根据临床经验选穴　如神门是止痛要穴，痛证多选神门；枕是止晕要穴，头痛、头晕可选枕穴；耳尖放血则可用于退热、降压、镇静、抗过敏。

5. 按经络辨证选穴　如坐骨神经痛选取膀胱或胰胆穴，牙痛选大肠穴等。

（三）适应范围

耳针治疗的疾病很广，不仅用于治疗许多功能性疾病，而且对一部分器质性疾病也有一定疗效。

1. 各种疼痛性疾病 如对头痛、偏头痛、三叉神经痛、肋间神经痛、带状疱疹、坐骨神经痛等神经性疼痛，扭伤、挫伤、落枕等外伤性疼痛，五官、颅脑、胸腹、四肢各种外科手术后所产生的伤口痛，麻醉后的头痛、腰痛等手术后遗痛，均有较好的止痛作用。

2. 各种炎症性疾病 如对急性眼结合膜炎、中耳炎、牙周炎、咽喉炎、扁桃体炎、腮腺炎、气管炎、肠炎、盆腔炎、风湿性关节炎、面神经炎、末梢神经炎等，有一定的消炎止痛功效。

3. 一些功能紊乱性疾病 如对眩晕症、心律不齐、高血压、多汗症、肠功能紊乱、月经不调、遗尿、神经衰弱、癔症等，具有良性调整作用，可促进病症的缓解和痊愈。

4. 过敏与变态反应性疾病 如对过敏性鼻炎、哮喘、过敏性结肠炎、荨麻疹等，能消炎、脱敏、改善免疫功能。

5. 内分泌代谢性疾病 如对单纯性甲状腺肿、甲状腺功能亢进、绝经期综合征等有改善症状、减少药量等辅助治疗作用。

6. 部分传染性疾病 如对菌痢、疟疾、青年扁平疣等，能恢复和提高机体的免疫防御功能，以加速疾病的痊愈。

7. 各种慢性疾病 如对腰腿痛、肩周炎、消化不良、肢体麻木等，有改善症状、减轻痛苦的作用。

8. 其他 如针刺麻醉（耳针麻醉），催产、催乳，预防感冒、晕车、晕船，预防和处理输血、输液反应，戒烟、戒毒，减肥等。

（四）注意事项

1. 严格消毒，防止感染。耳郭暴露在外，结构特殊，血液循环较差，容易感染，且感染后易波及软骨，严重者可致软骨坏死、萎缩而导致耳郭畸变，故应重视预防。一旦感染，应立即采取相应措施，如局部红肿疼痛较轻，可涂2.5%碘酒，每日2~3次；重者局部涂搽四黄膏或消炎膏等抗菌类的软膏，并口服抗生素。如局部化脓，恶寒发热，白细胞增高，发生软骨膜炎，当选用相应抗生素注射，并用0.1%~0.2%庆大霉素冲洗患处，也可配合内服清热解毒剂，外敷中草药及外用艾条灸之。

2. 耳郭上有湿疹、溃疡、冻疮破溃等，不宜用耳针治疗。

3. 有习惯性流产史的孕妇禁用耳针治疗；妇女怀孕期间也应慎用，尤其不宜用子宫、卵巢、内分泌、肾等穴。

4. 年老体弱者、有严重器质性疾病者、高血压病患者，治疗前应适当休息，治疗时手法要轻柔，刺激量不宜过大，以防发生意外。

5. 耳针法亦可能发生晕针，应注意预防；一旦晕针，须及时处理。

6. 扭伤或肢体功能障碍患者，在耳针留针期间，应进行适量的肢体活动和功能锻炼，以提高疗效。

7. 耳郭上的色素沉着、疣痣、白色结节、小脓疱、冻疮瘢痕等均须注意鉴别。

第二节　头　针

头针又称头皮针，是用毫针及其他方法在头部特定的头穴线刺激，以治疗疾病的一种方法。其理论依据是中医的脏腑经络理论与西医的大脑皮层功能定位在头皮的投影相结合。经过多年的临床实践，目前头针已被广泛用于临床。为了适应国际上头针疗法的推广和交流，促进头针的发展，中国针灸学会按分区定经、经上选穴，并结合古代透刺法，从而拟定了《头皮针穴名标准化国际方案》，并且已于1984年在日本召开的世界卫生组织西太地区会议上正式通过。故本节中标准头穴线的名称和定位是依据《方案》而编写的。

一、头与脏腑经络的关系

头为诸阳之会，脑为髓海、元神之府，头与脏腑和经络的关系密切，是脏腑经络功能活动的枢纽，是调节全身气血的重要部位。关于头与脏腑的关系文献记载较多，如《灵枢·大惑论》曰："五脏六腑之精气，皆上注于目而为精……而与脉并为系，上属于脑，后出于项中"；《灵枢·邪气脏腑病形》说："十二经脉，三百六十五络，其血气皆上于面而走空窍"；《素问·脉要精微论》说："头者精明之府"；张介宾注说："五脏六腑之精气，皆上升于头"。

头与经络的关系在《灵枢·卫气》中有"气在头者，止之于脑"的气街学说。手足六阳经皆上循于头面，如：足阳明经"……过客主人，循发际，至额颅"；足少阳胆经"起于目锐眦，上抵头角"；足太阳膀胱经"起于目内眦，上额，交巅；其支者，从巅至耳上角；其直者，从巅入络脑，还出别下项"。督脉"上至风府，入于脑，上巅，循额，至鼻柱"。手足六阴经中足厥阴肝经"上出额，与督脉会于巅"，手少阴心经"上挟咽，系目系"直接循于头面；其他阴经则通过经别在头项部合于相表里的阳经，间接上至头面部。

二、头穴线的定位和主治（图 6 – 10）

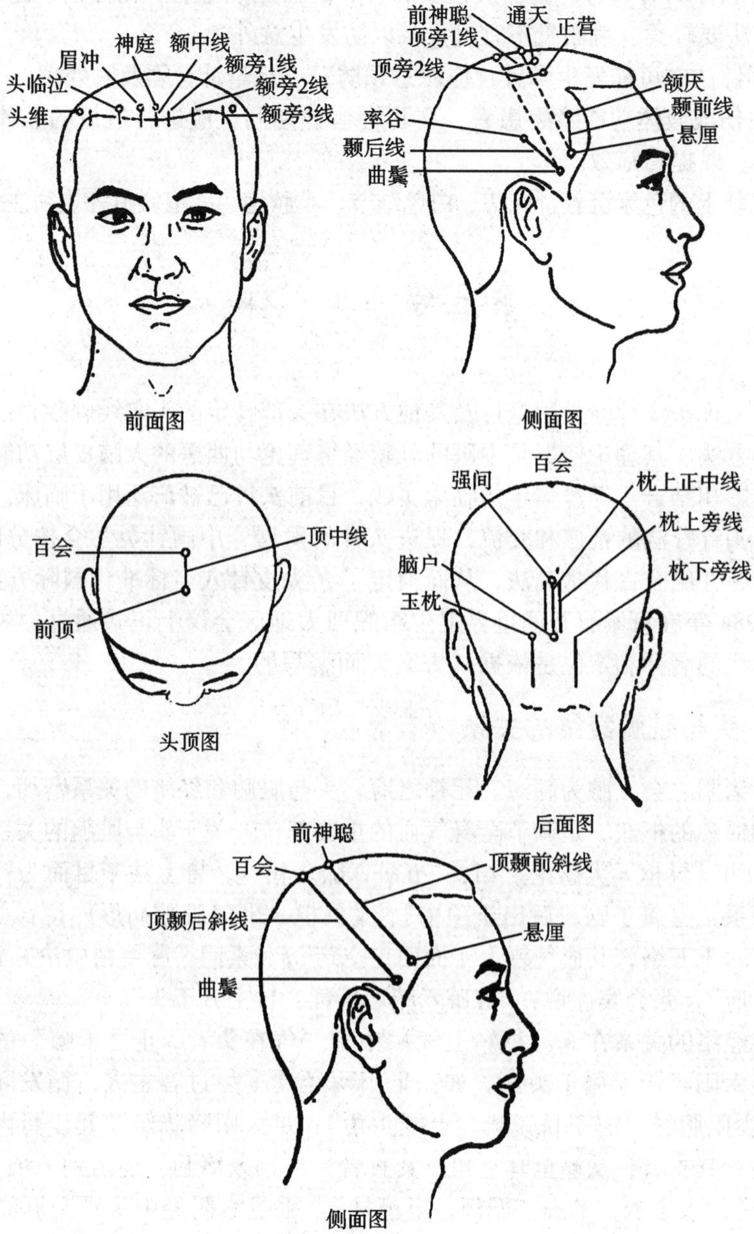

图 6 – 10　头穴线

1. 额中线

【部位】在头前部，从督脉神庭穴向前引一条长 1 寸的线。

【主治】神志病和鼻病等。

2. 额旁 1 线

【部位】在头前部，从膀胱经眉冲穴向前引一条长 1 寸的线。

【主治】胸部疾病和鼻病等。

3. 额旁 2 线

【部位】在头前部，从胆经头临泣穴向前引一条长 1 寸的线。

【主治】腹部疾病和眼病等。

4. 额旁 3 线

【部位】在头前部，从胃经头维穴内侧 0.75 寸处起向下引一条长 1 寸的线。

【主治】功能失调性子宫出血、阳痿、早泄、子宫脱垂和眼病等。

5. 顶中线

【部位】当头顶部，从督脉的前顶穴至百会穴之间的连线。

【主治】腰、腿、足的瘫痪、麻木和疼痛等病症。

6. 顶颞前斜线

【部位】在头顶部、头侧部，从头部经外奇穴的前神聪至胆经的悬厘穴之间的连线。

【主治】由上至下，分别主治下肢、上肢及面部的瘫痪。

7. 顶颞后斜线

【部位】在头顶部、头侧部，顶颞前斜线之后 1 寸，与其平行的线。督脉的百会穴与颞部胆经曲鬓穴之间的连线。

【主治】由上至下，分别主治下肢、上肢及头面部感觉异常。

8. 顶旁 1 线

【部位】在头顶部，督脉旁开 1.5 寸，从膀胱经的通天穴向后引一条长 1.5 寸的线。

【主治】腰腿的瘫痪、麻木和疼痛等病症。

9. 顶旁 2 线

【部位】在头顶部，督脉旁开 2.25 寸，从胆经的正营穴向后引一条长 1.5 寸的线到承灵穴。

【主治】肩、臂、手的瘫痪、麻木和疼痛等病症。

10. 颞前线

【部位】在头的颞部，胆经颔厌穴与悬厘穴之间的连线。

【主治】头面颈部病症，如瘫痪、麻木、疼痛、失语、齿病和眼病等。

11. 颞后线

【部位】在头的颞部，胆经率谷穴与曲鬓穴之间的连线。

【主治】颈项病、耳病和眩晕等。

12. 枕上正中线

【部位】在后头部，即督脉强间穴至脑户穴之间的一条长1.5寸的线。

【主治】眼病等。

13. 枕上旁线

【部位】在后头部，由枕外粗隆督脉脑户穴旁开0.5寸起，向上引一条长1.5寸的线。

【主治】皮层性视力障碍、白内障和近视眼等病。

14. 枕下旁线

【部位】在后头部，从膀胱经玉枕穴向下引一条长2寸的线。

【主治】动作失衡等小脑病症。

三、操作方法

（一）针具与体位

1. 针具　一般选用粗细为28～30号、长度为1.5～2寸的毫针。

2. 体位　根据患者病情、治疗要求和施术部位可分别取站位、坐位或卧位。如治疗急性腰扭伤时，可取站位，在针刺顶中线的同时，令患者活动腰部；而治疗偏瘫时，既可取坐位，也可取卧位。

（二）针刺法

1. 进针　选定刺激部位，局部常规消毒，针尖与头皮呈15°～30°夹角，快速将针刺入头皮下，当针尖抵达帽状腱膜下层时，指下感到阻力减小，然后使针与头皮平行，沿头穴线刺入适当的深度。若进针角度不当，使针尖抵达颅骨或仅达皮下层，患者有痛感且医者手下有抵抗感，此时应改变进针角度，重新刺入。

2. 行针　头针的行针方法有两种。

（1）快速捻转法　当针刺入帽状腱膜下层后，施以快速连续的捻转，捻针速度每分钟在200次左右，每次连续捻转2～3分钟。

（2）抽添法　根据汪机《针灸问对》抽添法演化而成，分为抽提法和进插法两种。

抽提法的操作方法是当针体进入帽状腱膜下层后，将针体平卧，刺手拇、食指紧捏针柄，押手按压进针点处以固定头皮，用爆发力将针迅速向外连续抽提3

次，然后再缓慢地向内退回原处（插至1寸处），以紧提慢插为主，是为泻法。进插法的操作方法是当针体进入帽状腱膜下层后，将针体平卧，刺手拇、食指紧捏针柄，押手按压进针点处以固定头皮，用爆发力将针迅速向内连续进插3次，然后再缓慢地向外退回原处（提至1寸处），以紧插慢提为主，是为补法。

此外，头针法也可用电针仪在主要头穴线通电，以代替手法捻针。一般可选用疏密波或断续波，刺激强度应根据患者的反应而定。

3. 留针　留针20～30分钟。留针期间，每5分钟捻针1次。某些疾病患者（如偏瘫），可在留针时主动或被动地活动患肢，以提高疗效。对于某些疼痛性疾病，可适当延长留针时间。

4. 起针　如针下无沉紧感，可快速拔出毫针；也可缓缓出针，起针后必须用消毒干棉球按压针孔片刻，以防止出血。

5. 疗程　一般每日1次，10次为1疗程，疗程间休息3天。

四、适应范围

头针法主要用于治疗脑源性疾患，如脑血管意外后遗症、皮层性视力障碍、小脑性平衡障碍、皮层性多尿、遗尿、帕金森病、舞蹈病等。对某些非脑源性疾患也可起到治疗、缓解作用，如腰腿病，神经痛，耳源性眩晕、耳鸣、听力障碍，哮喘、呃逆、胃脘痛、子宫脱垂等。头针法还可用于外科手术的针刺麻醉。

五、注意事项

1. 对针刺部位应仔细严格消毒，不要因头发的妨碍而使头皮部的消毒不完全。

2. 治疗期间，应随时观察患者的表情、面色，及时询问患者的感觉，以防晕针。

3. 头皮血管丰富，容易出血。对出血较多者，应适当延长按压针孔的时间。若出现皮下血肿，可轻轻揉按，促使其消散。

4. 针后应清点针数，防止遗漏。

5. 高热、心力衰竭、病情危重以及婴幼儿囟门未完全闭合者，不宜采用头针法；血压过高时，应待其稳定后方可行头针治疗。

第三节　腕踝针

腕踝针是根据疾病的症状、体征和所在部位，在腕踝部相应进针点，用毫针进行皮下针刺以治疗疾病的方法。

一、人体体表分区（图6－11～图6－13）

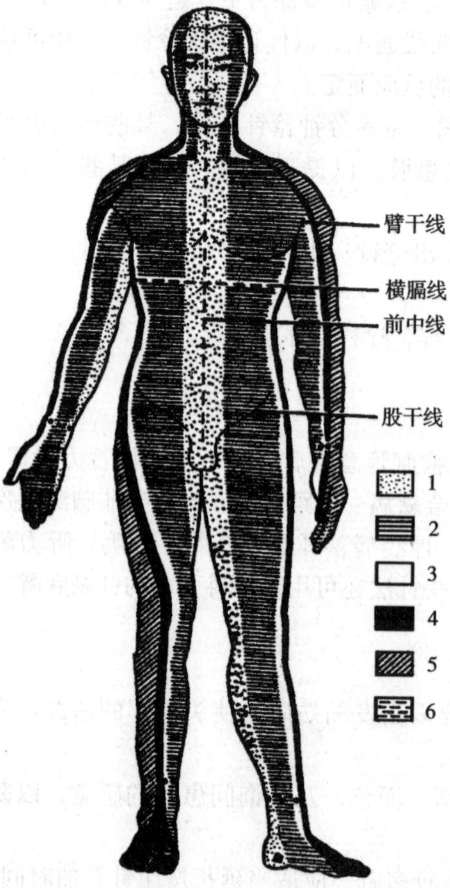

图6－11　腕踝针人体体表分区（正面）

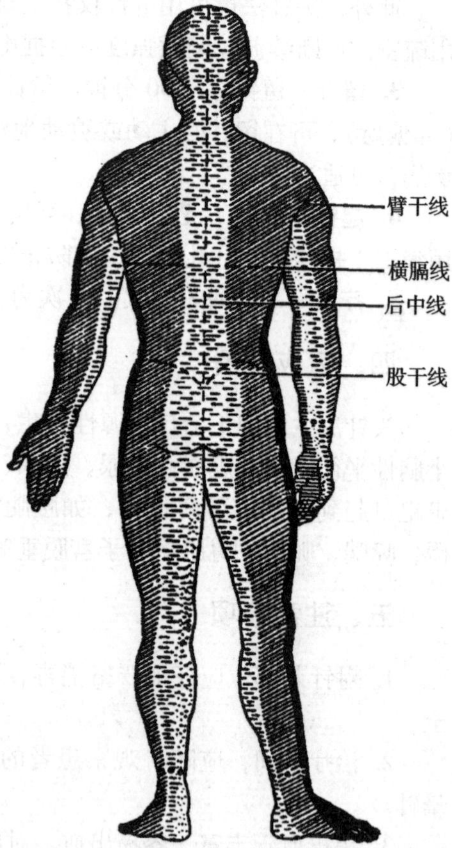

图6－12　腕踝针人体体表分区（背面）

（一）纵行六区

包括躯体六区和四肢六区两部分。

1. 躯体六区　以前后正中线为标线，将身体两侧面由前向后划分为六个纵行区。

1区：从前正中线开始，向左、右各旁开1.5同身寸所形成的体表区域，即左1区、右1区。临床常把左1区与右1区合称为1区，以下各区同。

2区：从1区边线到腋前线之间所形成的体表区域，左右对称。

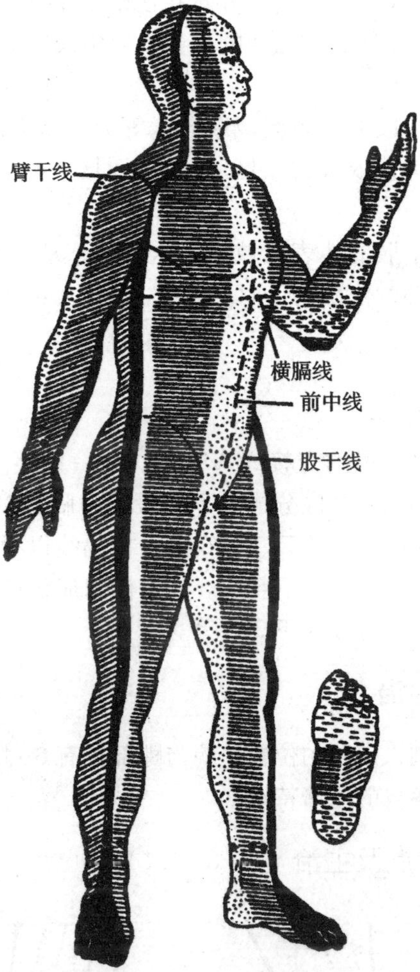

图6-13　腕踝针人体体表分区（侧面）

3区：从腋前线至腋中线之间所形成的体表区域，左右对称。

4区：腋中线至腋后线之间所形成的体表区域，左右对称。

5区：腋后线至6区边线之间所形成的体表区域，左右对称。

6区：后正中线向左、右各旁开1.5同身寸所形成的体表区域，即左6区、右6区。

2. 四肢的分区　以臂干线和股干线为四肢和躯干的分界。臂干线（环绕肩部三角肌附着缘至腋窝）作为上肢与躯干的分界，股干线（腹股沟至髂嵴）作为下肢与躯干的分界。当两侧的上下肢处于内侧面向前的外旋位置，也就是使四肢的阴阳面和躯干的阴阳面处在同一方向并互相靠拢时，以靠拢处出现的缘为分界，在前面的相当于前中线，在后面的相当于后中线，这样四肢的分区就可按躯体分区类推。

3. 上肢六区 将上肢的体表区域纵向六等分，从上肢内侧尺骨缘开始，右侧顺时针、左侧逆时针，依次为1区、2区、3区、4区、5区、6区，左右对称。

4. 下肢六区 将下肢的体表区域纵向六等分，从下肢内侧跟腱缘开始，右侧顺时针、左侧逆时针，依次为1区、2区、3区、4区、5区、6区，左右对称。

（二）上下两段

以胸骨末端和两侧肋弓的交接处为中心，划一条环绕身体的水平线称横膈线。横膈线将身体两侧的六个区分成上下两段。横膈线以上各区分别为上1区、上2区、上3区、上4区、上5区、上6区；横膈线以下的各区为下1区、下2区、下3区、下4区、下5区、下6区。如需标明症状在左侧还是右侧，在上还是在下，又可记作右上2区或左下2区等。

二、进针点及主治

进针点就是针尖刺入皮肤的位置。腕与踝部各有6对进针点，分别代表身体上下6个区，且具有各自的主治特点。

（一）腕部进针点及主治（图6－14）

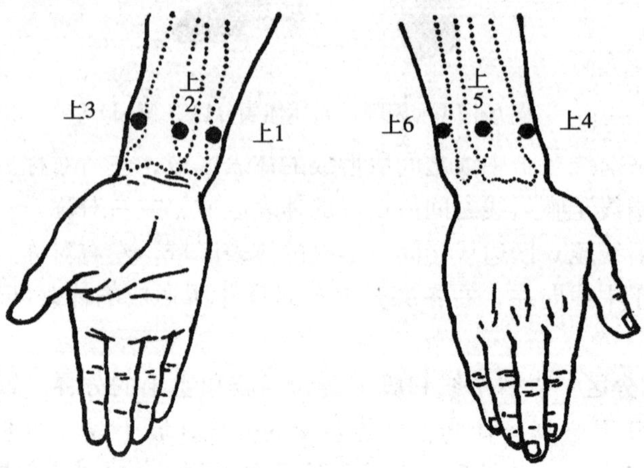

图6－14　腕部进针点

左右两侧共6对，约在腕横纹上2寸（相当于内关穴与外关穴）位置上，环前臂作一水平线，从前臂内侧尺骨缘开始，沿前臂内侧中央、前臂内侧桡骨缘、前臂外侧桡骨缘、前臂外侧中央、前臂外侧尺骨缘顺序六等分，每一等分的中点为进针点，并分别称之为上1、上2、上3、上4、上5、上6。

1. 上1　位置在小指侧的尺骨缘与尺侧腕屈肌腱之间。主治前额、眼、鼻、口、门齿、舌、咽喉、胸骨、气管、食管及左上肢、右上肢1区内的病症。如前额痛、目赤肿痛、近视、鼻炎、牙痛、口疮、咽喉肿痛、失音、胸痛、呃逆、咳嗽、腕关节痛、小指疼痛麻木、荨麻疹、高血压病、失眠、更年期综合征、糖尿病等。

2. 上2　位置在腕掌侧面中央，掌长肌腱与桡侧腕屈肌腱之间，相当于内关穴处。主治额角、眼、后齿、肺、乳房、心（左上2区）及左、右上肢2区内的病症。如眼睑下垂、目赤肿痛、近视、眶下疼痛、副鼻窦炎、牙痛、颈痛、胸痛、胁痛、乳腺增生、乳房胀痛、缺乳、回乳、心悸、心律不齐、冠心病、心绞痛、腕关节屈伸不利、腕关节扭挫伤、中指和无名指扭挫伤等。

3. 上3　位置在桡动脉与桡骨缘之间。主治面颊、侧胸及左、右上肢3区内的病症。如偏头痛、急性腮腺炎、牙痛、耳鸣、中耳炎、侧胸痛、腋臭、腋窝多汗症、肩关节疼痛、桡骨茎突炎、拇指和食指扭挫伤等。

4. 上4　位置在拇指侧的桡骨内外缘之间。主治颞、耳、侧胸及左、右上肢4区内的病症。如耳后痛、胸锁乳头肌炎、耳鸣、中耳炎、侧胸痛、腋臭、腋窝多汗症、肩关节疼痛、腕关节疼痛、桡骨茎突炎、拇指和食指扭挫伤等。

5. 上5　位置在腕背中央，即外关穴处。主治后头部、后背部、心、肺及左、右上肢5区内的病症。如后头痛、颈椎病、落枕、眩晕、肩背痛、冠心病、腕关节屈伸不利、腕关节肿痛、手背疼痛、中指和无名指疼痛等。

6. 上6　位置在距小指侧尺骨缘1cm处。主治后头部、脊柱颈胸段及左、右上肢6区内的病症。如后头痛、颈项强痛、落枕、胸背痛、腕关节肿痛、小指麻木不仁等。

（二）踝部进针点及主治（图6-15）

左右两侧共6对，约在内踝高点与外踝高点上3寸（相当于悬钟穴与三阴交穴）位置上，环小腿做一水平线，并从小腿内侧跟腱缘开始，沿小腿内侧中央、小腿内侧胫骨缘、小腿外侧腓骨缘、小腿外侧中央、小腿外侧跟腱缘的顺序六等分，每一等分之中点为进针点，并分别称之为下1、下2、下3、下4、下5、下6。

1. 下1　位置靠跟腱内缘。主治胃、膀胱、子宫、前阴及左、右下肢1区内的病症。如胃痛、恶心呕吐、食欲不振、脐周痛、淋证、泌尿系感染、月经不调、痛经、盆腔炎、阴道炎、阳痿、遗尿、遗精、早泄、睾丸肿胀、外阴胀痛瘙痒、腹股沟疼痛、膝关节肿痛、跟腱疼痛、足跟疼痛等。

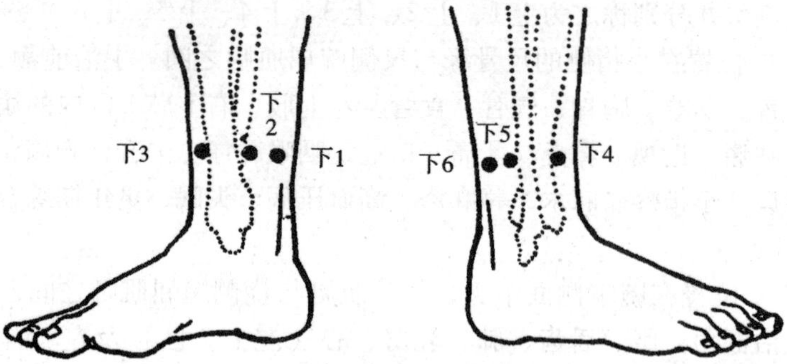

图 6－15　踝部进针点

2. 下 2　位置在内侧面中央，靠胫骨后缘。主治胃、脾、肝、大小肠及左、右下肢 2 区内的病症。如胸胁胀满、腹痛、腹泻、便秘、腹股沟疼痛、膝关节炎、内踝扭挫伤等。

3. 下 3　位置在胫骨前嵴向内 1cm 处。主治肝、胆、脾、胁部及左、右下肢 3 区内的病症。如胁痛、髋关节屈伸不利、膝关节炎、踝关节扭挫伤等。

4. 下 4　位置在胫骨前嵴与腓骨前缘的中点。主治胁部、肝、脾及左、右下肢 4 区内的病症。如侧腰痛、股外侧皮神经炎、膝关节炎、踝关节扭挫伤、坐骨神经痛等。

5. 下 5　位置在外侧面中央，靠腓骨后缘。主治腰部、肾、输尿管、臀及左、右下肢 5 区内病症。如肾绞痛、腰痛、臀上皮神经炎、股外侧皮神经炎、坐骨神经痛、膝关节屈伸不利或疼痛、外踝扭挫伤等。

6. 下 6　位置靠跟腱外缘。主治脊柱腰骶部、肛门及左、右下肢 6 区内的病症。如腰痛、急性腰扭伤、痔疮、肛门周围湿疹、尾骨疼痛、坐骨神经痛等。

三、操作方法

（一）进针

通常选已消毒的 28～30 号 1.5 寸不锈钢毫针。选定进针点后，皮肤常规消毒，医者以押手固定在进针点的下部，并且拉紧皮肤，刺手拇指在下，食指、中指在上夹持针柄，针尖朝向病变部位，与皮肤呈 15°～30°角，快速刺入皮下，然后将针放平，使针身呈水平位沿真皮下进入 1.2～1.4 寸，以针下有松软感为宜，不捻针。

（二）调针

如患者有酸、麻、胀、重等感觉时，说明针刺入到筋膜下层，进针过深，须将针退至皮下，重新沿真皮下刺入。

（三）留针

一般情况下留针20～30分钟，若病情较重或病程较长者，可留针一至数小时，但最长不超过24小时。留针期间不行针。

（四）疗程

一般隔日1次，急性病症可每日针1～2次，10次为1疗程。

四、临床应用

（一）适应范围

腕踝针每个区所治疗的病症大致包括两方面：一是同名区域内所属脏腑、组织、器官等引起的各种病症；二是主要症状能反映在同名区域内的各种病症。

（二）选点原则

1. 上病取上、下病取下　是针对上下两段而言的。如前额部疼痛取上1为主；急性腰扭伤取下5和下6为主。

2. 左病取左、右病取右　是针对左右对称的6个体表区域而言的。如左侧乳痈取左上2为进针点，右侧乳痈取右上2为进针点。

3. 区域不明、选双上1　对于无法确定其体表区域的失眠、高血压病、全身瘙痒症、多汗或无汗、寒战、高热、癫痫、精神分裂症、更年期综合征、小儿舞蹈症、小儿多动症、乏力等疾病及病因复杂难以明确判断其体表区域的疾病，均可取双上1进行治疗。

4. 上下同取　是针对患者主要症状表现位置靠近横膈线上下时，要同时取上下部相对应的进针点。如胃脘痛治疗时不仅要取双下1、右下2，还要加取双上1和右上2。

5. 左右共针　是针对患者的主要症状表现在躯干部的同一区时，要同时取左右相对应的进针点。如脐周痛，取左下1与右下1。在临床治疗中，还常会遇到右上腹疼痛，针右下2效果不好的现象，此时需针左下2以加强疗效。

（三）注意事项

1. 腕踝针进针一般无痛胀麻感。如出现上述针感，说明进针过深，需调至不痛不胀等为宜。

2. 针刺方向一般朝向病变部位。当病症表现在进针点上部者，针尖需向心而刺；反之需离心而刺。

3. 有几种症状同时存在时，要分析症状的主次，如有疼痛症状，首先按疼痛所在区选点。

4. 如出现晕针、滞针、血肿等现象时，按毫针刺法中异常情况的处理方法进行处理。

第七章　电　针

电针是用电针仪器输出脉冲电流，通过毫针作用于人体经络腧穴，以治疗疾病的一种方法。电针是毫针与电生理效应的结合，可以减轻施术者手法捻针的工作量，提高治疗效果，已经成为临床普遍使用的治疗方法。

第一节　常用电针仪

一、G6805 型电针治疗仪

G6805 治疗仪分为 G6805－Ⅰ型与 G6805－Ⅱ型两种，G6805－Ⅱ型是在 G6805－Ⅰ型的基础上改进而成。该机性能比较稳定，有交、直流两用电源，可输出连续波、疏密波、断续波。连续波频率为 160～5000 次/分钟，疏密波和断续波为 14～26 次/分钟。正脉冲幅度（峰值）为 50V，负脉冲为 35V。正脉冲波宽为 500μs，负脉冲为 250μs（以上为在 1kΩ 负载下的参数）。仪器顶部有 5 个小型输出插孔，对应于面板上 5 个控制旋钮，调节控制旋钮能改变输出强度。各插孔可插入针夹电极插头或电极板插头。面板上，中间的旋钮用以选择各种不同输出波形，可控制输出连续波、疏密波及断续波。右侧的旋钮用作连续波的频率调节。左边的旋钮用作疏密波、断续波的频率调节。拨动开关是用以选择交流电源或干电池电源。氖灯指示连续波、疏密波、断续波的频率。

二、WQ1002 韩氏多功能电针治疗仪

韩氏多功能电针治疗仪采用电子集成电路，结构小巧，而且具有多种功能。该机性能比较稳定，内装直流 9V 电池，也可以外接电源，能输出多种波形的脉冲电。脉冲幅度负载为 250Ω 时，峰值电流为 0～60V（治疗峰值），脉冲宽度为 300μs，频率范围为 2～100Hz。调制方式为连续波 2～100Hz 可调。簇形波每秒

发出2串脉冲，脉冲频率为15～100Hz可调。疏密波是疏波（2Hz）和密波（15～100Hz）脉冲串交替出现，每种波形持续2.5秒。输出双路、四电极，双路同步刺激或交替刺激，每对电极的输出持续5秒。

三、SDZ－Ⅱ型华佗牌电针治疗仪

SDZ－ⅡA型电针治疗仪集现代电子技术与传统经络理论于一体，具有经皮电刺激、电针治疗及探穴等作用。SDZ－ⅡA型电针仪适用于临床内科、外科、妇科、皮肤科、眼科、五官科、骨伤科等疾病百余种，尤其对常见病如偏头痛、三叉神经痛、周围性面神经麻痹、坐骨神经痛、牙痛、肩周炎、网球肘、挫伤、肌肉劳损、急性胃痛、痛经、便秘、泄泻、肾绞痛、胆绞痛、急性阑尾炎、急性扁桃体炎、带状疱疹等均有显著疗效。

该仪器操作安全简便，疗效确切可靠，广泛适用于医院及家庭自我保健。

第二节 操作方法

一、选穴

常用的电针选穴方法有按经络辨证和按脏腑辨证取穴，但临床上还可根据神经干通过及肌肉神经运动点选取穴位。例如：

1. 头面部 听会、翳风（面神经）；下关、阳白、四白、夹承浆（三叉神经）。

2. 上肢部 颈夹脊6～7、天鼎（臂丛神经）；青灵、小海（尺神经）；手五里、曲池（桡神经）；曲泽、郄门、内关（正中神经）。

3. 下肢部 环跳、殷门（坐骨神经）；委中（胫神经）；阳陵泉（腓总神经）；冲门（股神经）。

4. 腰骶部 气海俞（腰神经）；八髎（骶神经）。

临床应用电针时，一般采用两个穴位为一组。若属神经功能受损，可按照神经分布特点取穴。如面神经麻痹，可取听会、翳风，皱额障碍配阳白、鱼腰，口角㖞斜配地仓、颊车；坐骨神经痛取环跳、殷门，配委中、阳陵泉等穴。

二、电针的使用方法

现以G6805－Ⅱ型电针治疗仪为例，介绍仪器的使用方法。

1. 关闭旋钮 电针治疗仪在使用前，必须首先检查各部位的旋钮，并把各

部旋钮调至零位（无输出）。

2. 接线　仪器上有5个并排旋钮，将导线插入旋钮所控制的插孔中，然后将旋钮中所输出的2个电极分别连接在2根毫针上（若只需单穴电针时，接通电针仪的一个电极，而另一个电极则用盐水浸湿的纱布裹上，作为无关电极，并固定在同侧经脉的皮肤上）。一般将同一对输出电极连接在身体的同侧，在胸、背部的穴位上使用电针时，不可将2个电极跨接在身体两侧，以避免电流回路经过心脏。

3. 接通电源　当导线接好以后，将电源插头插入220V交流电插座内（亦可用直流电），通电时应注意逐渐加大电流强度，以免给患者造成突然的刺激。通电时间一般15～20分钟，从低频到中频，使患者出现酸、胀、热等感觉，或局部肌肉作节律性收缩。如电针时间较长，患者会逐渐产生适应性，即感到刺激渐渐变弱，此时可适当增加刺激强度，或采用间歇通电的方法。

4. 疗程　各种不同疾病的疗程不尽相同，一般5～10天为1疗程，每日或隔日治疗1次，急症患者每天可以电针2次。2个疗程中间可以间隔3～5天。

第三节　刺激参数、适应范围及注意事项

一、刺激参数

（一）波形

常见的脉冲波形有方形波、尖峰波、三角波和锯齿波（图7－1），也有的正向是方形波、负向是尖峰波（图7－2）。单个脉冲可以不同方式组合而形成连续波、疏密波、断续波和锯齿波等。

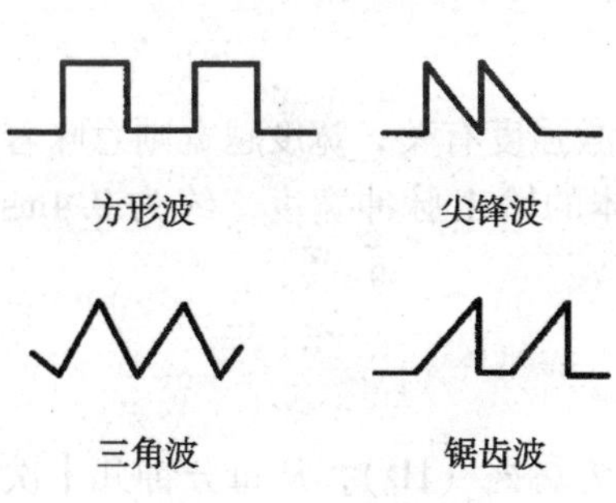

图7－1　直流电脉冲波形

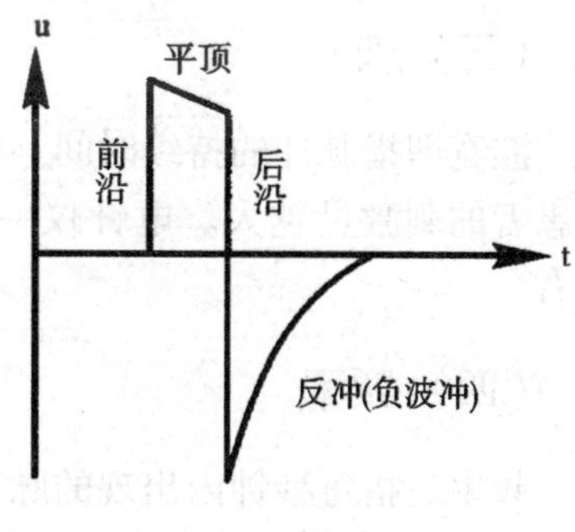

图7－2　交流电脉冲波形

1. 密波 频率高于30Hz的（一般在50～100次/秒）连续波称为密波，亦称高频连续波。此波具有降低神经应激功能的作用，常用于止痛、镇静、缓解肌肉和血管痉挛，也可用于针刺麻醉等。

2. 疏波 频率低于30Hz的（一般在2～5次/秒）连续波称为疏波，亦称低频连续波。其刺激作用较强，能引起肌肉收缩，提高肌肉韧带张力。常用于治疗痿证和各种肌肉、关节及韧带的损伤。

3. 疏密波 是疏波和密波交替出现的一种波形，疏密交替持续的时间各约1.5秒。该波能克服单一波形产生适应的特点，动力作用较大，治疗时兴奋占优势，具有促进代谢、增强血液循环、改善组织营养、消除炎症水肿等作用。常用于外伤、关节炎、痛证、面瘫、肌肉无力等。

4. 断续波 是有节律地时断时续、自动出现的一种波形。断时，在1.5秒时间内无脉冲电输出；续时，是密波连续工作1.5秒。这种波形机体不易产生适应性，其动力作用强，能提高肌肉组织的兴奋性，对横纹肌有良好的刺激收缩作用。常用于治疗痿证、瘫痪等。

5. 锯齿波 是脉冲波幅按锯齿自动改变的起伏波。每分钟16～20次，或20～25次，其频率接近人体呼吸频率，故可用于刺激膈神经，作人工电动呼吸，配合抢救呼吸衰竭。

（二）波幅

波幅一般指脉冲电压或电流的最大值与最小值之差，也指它们从一种状态变化到另一种状态的跳变幅度值。电针的刺激强度主要取决于波幅的高低。波幅的计量单位是伏（V），如电压在0～30V间进行反复的突然跳变，则脉冲的幅度为30V，治疗时通常不超过20V。若以电流表示，一般不超过2mA，多在1mA以下。也有以电压和电流的乘积来表示的。刺激强度因人而异，一般以中等强度、患者能耐受为宜，过强或过弱的刺激都会影响疗效。

（三）波宽

波宽即指脉冲的持续时间。脉冲宽度也与刺激强度有关，宽度越宽则意味着给患者的刺激量越大。电针仪一般采用适合人体的输出脉冲宽度，约为0.4ms左右。

（四）频率

频率是指每秒钟内出现的脉冲个数，其单位为赫兹（Hz），从每分钟几十次至每秒钟几百次不等。脉冲的频率不同，其作用也不同，临床使用时应根据不同病情选择适当波形（图7－3）。

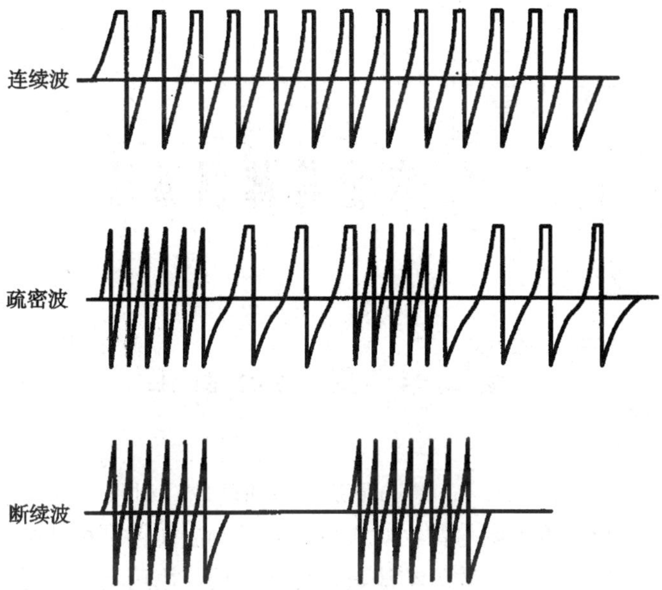

图7－3　连续波、疏密波及断续波

二、适应范围

电针的适应范围基本与毫针刺法相同，其治疗范围较广。临床上可用于治疗各种痛证、痹证和心、胃、胆、肠、膀胱、子宫等器官的功能失调以及癫狂和肌肉、韧带、关节的损伤等病症，也可以用于针刺麻醉。

三、注意事项

1. 电针仪在使用前必须检查其性能是否良好，输出是否正常。

2. 调节电流量应从小到大，切勿突然增大，以免发生意外。

3. 靠近延髓、脊髓等部位使用电针时，电流量宜小，不可刺激过强，孕妇慎用电针。

4. 作为温针使用过的毫针，针柄表面往往被氧化而不导电，应用时须将输出线夹在毫针的针体上。

5. 年老、体弱、醉酒、饥饿、过饱、过劳等，不宜使用电针。

6. 如长期使用电针，会导致机体对电针刺激产生耐受，故而疗程之间一定要休息3～5天，然后再进行下一个疗程。

第八章 穴位特种刺激法

第一节 穴位注射法

穴位注射法又称“水针”，是选用某些中西药物注射液注入穴位以防治疾病的一种方法。该疗法将针刺与药物对穴位的双重刺激作用有机地结合在一起，发挥其综合作用以提高临床疗效。本法具有操作简便、用药量小、适应证广、作用迅速等优点，可用于多种病症。穴位注射法源于20世纪50年代末，是由我国针灸工作者在研究经络作用的过程中发明的。

一、常用药物

穴位注射法的常用药物有两类：

1. 中药制剂 如复方当归注射液、红花注射液、丹参注射液、川芎注射液、鱼腥草注射液、柴胡注射液、板蓝根注射液、徐长卿注射液、威灵仙注射液、清开灵注射液、银黄注射液等。

2. 西药制剂 如维生素C、维生素B_1、维生素B_6、维生素B_{12}、复合维生素B、维生素K_3、维丁胶性钙、注射用水、生理盐水、5% ~10%葡萄糖液、三磷酸腺苷、辅酶A、胎盘组织液、氯丙嗪、利多卡因、盐酸林可霉素、硫酸小诺霉素、利巴韦林注射液等。许多供肌肉注射用的药物也可考虑作小剂量穴位注射。

二、操作方法

（一）选穴处方

一般可根据针灸治疗时的处方原则进行选取穴位。选穴宜少而精，一般以2 ~4个腧穴为宜，多选取肌肉较丰满处的腧穴。针对穴位注射的特点，临床上常结合经络、经穴触诊法选取阳性反应点及压痛点进行穴位注射，能收到较为满意的疗效。其触诊检查的部位一般是在背俞穴、募穴及四肢部相关腧穴。

（二）操作程序

1. 选择针具　根据选取穴位的所在部位及用药剂量的不同，选择合适的注射器和注射针头。一般躯干和四肢部选 2 ~ 5ml 的注射器及 6 ~ 7 号的注射针头，头面与耳部的穴位选 1 ~ 2ml 的注射器及 4 ~ 5 号针头。

2. 消毒及进针　局部皮肤常规消毒后，用无痛快速进针法将针刺入穴位的一定深度，然后缓慢推进或上下提插催气，待针下得气后，回抽无血即可将药液注入。

3. 推药　急性病、体强者宜快速推注药液，慢性病、体弱者宜缓慢推注药液。若药量较多时，可以由深至浅，边退针边推注药液，或向不同的方向进行注射。

（三）药物剂量

穴位注射的用药剂量，取决于注射部位及药物的性质和浓度。如耳穴每穴一次注射量为 0.1ml，面部每穴一次注射量为 0.3 ~ 0.5ml，四肢部每穴一次注射量为 1 ~ 2ml，胸背部每穴一次注射量为 0.5 ~ 1ml，腰臀部每穴一次注射量为 2 ~ 5ml，5% ~ 10% 葡萄糖液每次每穴可注射 10 ~ 20ml。但是一些刺激性较大的药物（如酒精）和特异性药物（如抗生素、激素、阿托品等），一般用量较小，即所谓小剂量穴位注射，每次药量为常规量的 1/10 ~ 1/3。而特异性药物，一次穴位注射治疗的总药量，最多不能超过一次肌肉注射的用药量。中药制剂的穴位注射常规量为 1 ~ 4ml。

（四）疗程

每日或隔日治疗 1 次，治疗后反应强烈者，也可间隔 2 ~ 3 日注射 1 次。10 次为 1 疗程，休息 3 ~ 5 天，再进行下一疗程的治疗。

三、适应范围

穴位注射法的适应范围非常广泛，大多数适用毫针治疗的病症均可采用本法治疗。在临床上可用于运动系统疾病，如风湿性关节炎、类风湿性关节炎、骨质增生、急慢性软组织损伤等；神经系统疾病，如神经衰弱、面神经麻痹、三叉神经痛、坐骨神经痛、癫狂痫证等；消化系统疾病，如胃痛、腹泻、痢疾等；呼吸系统疾病，如上呼吸道感染、急慢性支气管炎、支气管哮喘等；心血管疾病，如冠心病、高血压病、心绞痛等；皮肤疾病，如荨麻疹、神经性皮炎、痤疮等；五官科疾病，如急性化脓性扁桃体炎、中耳炎、鼻炎等；外科疾病，如胆结石、尿路结石、阑尾炎等；妇科疾病，如子宫脱垂、催产等。

四、注意事项

1. 治疗前应向患者说明本法的特点和注射后的正常反应。如注射后局部会出现酸胀感，4～8 小时内局部有轻度不适，但这种不适感一般不超过 1 天。

2. 严格无菌操作，防止感染。

3. 注射时药物不宜注入血管内、关节腔和脊髓腔，还应注意避开神经干，否则容易出现医疗事故。

4. 选择药物时，应充分了解其性能、药理作用、剂量、配伍禁忌、毒副作用及有效期。凡能引起过敏反应的药物，必须先做皮试。某些中草药制剂亦有过敏反应，应用时要引起高度重视。

5. 内有重要脏器的部位，在采用穴位注射时，要注意针刺的角度、方向和深度，以免刺伤内脏。

6. 初诊或年老体弱者，最好选择卧位，且刺激强度宜弱，以防晕针。

7. 孕妇的下腹部、腰骶部及合谷、三阴交、昆仑、至阴等穴不宜作穴位注射，以防流产或早产。

8. 须注意预防晕针、弯针、断针，一旦出现晕针等异常情况，处理方法同毫针刺法。

第二节　穴位敷贴法

穴位敷贴法是指选用某些带有刺激性的药物，在相关穴位上敷贴，通过药物和穴位的共同作用，以治疗疾病的一种方法。由于带有刺激性的药物，经捣烂或研末，敷贴于穴位以后，可以引起局部发泡化脓而形成“灸疮”，故又称为“天灸”、“自灸”或“发泡疗法”。临床上常根据敷贴部位的不同而命名，如贴敷神阙穴叫敷脐疗法或脐疗，贴敷涌泉穴叫足心疗法或脚心疗法、涌泉疗法等。本疗法既有穴位的刺激作用，又有药物的药理作用，同时又可避免药物对胃肠的刺激所产生的不良反应。因此，穴位敷贴法具有简便、效显、经济、安全、副作用小、适应证广等优点，为中医的外治法开拓了广阔的前景。

一、敷贴药物

（一）药物的选择

穴位敷贴法，主要是使皮肤发泡，故而需选用带有刺激性的药物，这类药物应具有以下特点：

1. 通经走窜、开窍活络之品，如冰片、丁香、花椒、白芥子、葱、生姜、大蒜、肉桂、细辛、白芷等。

2. 气味俱厚，甚至选用力猛有毒之品，如草乌、川乌、生南星、生半夏、巴豆、斑蝥、附子等。

3. 选择适当溶剂调和敷贴药物或熬膏，以奏药力专、吸收快、收效速之功。如醋调贴敷能起敛疮、解毒、化瘀、缓和药性等作用；酒调贴敷具有活血、行气、消肿、止痛等作用；油调贴敷能生肌润肤。常用的溶剂有水、白酒或黄酒、蛋清、醋、姜汁、蜂蜜、医用凡士林等。也可根据病情需要应用药物的浸剂作溶剂。

（二）药物的制作

1. 丸剂　将药物研细末，以水或蜂蜜或药汁等调制成大小不一的药丸，贮存备用。

2. 散剂　将药物研细末，以药末填脐用于脐疗。

3. 糊剂　将药物研细末，以水、酒、醋、蛋清、姜汁等调成糊状，摊敷穴位再以敷料固定。

4. 膏剂　将药物研细末，制成外贴膏药或软膏。

5. 饼剂　将药物研细末，以水调制成大小不一的药饼，敷贴患部或相关的穴位，外用敷料固定。也可将某些新鲜药物的根茎、茎叶捣碎制成药饼，烘热后敷贴穴位。

二、操作方法

（一）选穴处方

穴位敷贴法选穴，原则上同毫针刺法，以辨证选穴为主，可结合经验选穴、病变局部选穴以及选用临床上经常被用作穴位敷贴的穴位（如神阙穴与涌泉穴），宜少而精。

（二）敷贴方法

1. 敷药 先根据所取穴位，选择适当体位，使药物能敷贴稳妥。敷药前，先定准穴位，用温水清洗局部，或用75%的酒精棉签擦净，然后敷药。也可使用助渗剂，将其先涂在局部再敷药或与药物调和敷贴。无论何种敷贴剂型均以固定牢固为宜，可直接用胶布固定，也可先覆盖纱布或油纸，再用胶布固定。目前临床上还有专用的穴位敷贴敷料，使用、固定都非常方便。

2. 换药 换药前，可先用消毒干棉签蘸温水或各种植物油，或石蜡油轻轻揩去粘在皮肤上的药物，擦干后再敷药。刺激性小的药物，一般每隔1～3天换药1次；不需溶剂调和的药物，可5～7天换药1次；刺激性大的药物，应根据病人的反应和发泡程度来确定敷药时间，短则数分钟，长则数小时不等，若需再次敷药，应待局部皮肤基本恢复正常后再予敷药。

三、适应范围

本法适应范围相当广泛，不仅能够治疗某些慢性病症，而且还能治疗一些急性病症。适应病症主要有急慢性支气管炎、支气管哮喘、风湿性关节炎、三叉神经痛、面神经麻痹、神经衰弱、胃肠神经官能症、腹泻、遗精、阳痿、月经不调、痛经、牙痛等。同时还可用于防病保健。

四、注意事项

1. 凡用溶剂调敷药物，需现用现调配，以防蒸发，而且要调配好药物的干湿度，过干、过稀均不易贴稳。

2. 选用膏药敷贴，应掌握好温化膏药的温度，以防烫伤或贴不住。

3. 对胶布过敏者，可改用绷带固定。

4. 刺激性强、毒性大的药物，敷贴时选穴不宜过多、面积不宜过大、时间不宜过长，以防发泡过大或发生药物中毒。

5. 久病体弱以及患有严重心脏病、肝脏病者，敷贴的药量不宜过大、时间不宜过长，而且在贴药期间要注意病情变化和有无不良反应。

6. 妇女和幼儿要避免敷贴刺激性强、毒性大的药物。

7. 残留在皮肤上的药膏，不能用汽油或肥皂等刺激性物品擦洗。

第三节　穴位激光照射法

穴位激光照射法，是指利用低功率激光原光束，直接照射穴位以治疗疾病的方法。又称“光针”、“激光针灸”、“激光针”等。

激光是20世纪60年代发展起来的一门科学，是人们对原子物理、光学、光谱学、微波技术和量子力学等多种学科综合研究的结果。激光是一种受激辐射而发出的一种光，又名“镭射”。20世纪60年代中期由前西德学者将激光引入针灸领域，70年代我国开始推广运用，并对激光进行了大量的基础和临床研究。目前，穴位激光照射法已被广泛应用于临床，治疗临床各科病症达几十种。

医学常用激光治疗仪有氦－氖激光（He－Ne）、半导体激光（砷化镓）、二氧化碳激光（CO_2）、氢离子激光、掺钕钇铝石榴石激光等。此外，还有一种运用光导纤维通过注射针直接将氦－氖激光导入穴位深部，用来治病的新型激光治疗仪，对某些疾病的疗效更佳，如慢性前列腺炎等。

一、应用器材

能产生激光的装置叫激光器。激光器分类较多，如连续照射激光器、脉冲激光器、气体激光器、固体激光器等。目前医学上常用的激光腧穴治疗仪有以下几种：

（　）He－Ne激光腧穴治疗仪

He－Ne激光腧穴治疗仪是一种原子气体激光器，由放电管、光学谐振腔、激励源等三个部分构成。该激光器的激光为红色，工作物质是He－Ne原子气体，发射波长为6328Å，功率一般为2～20MW，光斑直径为1～2mm。它能到达生物组织10～15mm深处，故能在一定程度上代替针刺手法对穴位产生刺激作用。

（二）CO_2激光腧穴治疗仪

CO_2激光腧穴治疗仪是一种气体激光器，它既有热作用，又有类似毫针的刺激作用。目前多用20～30W二氧化碳激光束散光，使其通过石棉板小孔，照射穴位以治病。其工作物质是CO_2分子气体，发射波长为106000Å，属长波红外线波段，其输出形式有连续发射和脉冲发射两种。

二、操作方法

以 He－Ne 激光腧穴治疗仪为例。

1. 使用前必须仔细检查地线是否接好、有无漏电及混线等问题，然后方可使用。否则易发生触电或烧毁仪器。

2. 选择适当体位，充分暴露出照射部位。

3. 将电流调整旋钮置第二或第三档上，打开电源开关，此时指示灯亮，激光管发出橘红色的光束。若启动后激光管不亮或出现闪辉现象，提示启动电压过低，应立即断电，并将电流调节旋钮沿顺时针方向转 1～2 档，停 1 分钟后再打开电源开关。切勿反复多次开闭电源开关，以免引起故障。

4. 经调整电流，使激光管发光稳定后，将激光束的光斑直接垂直对准穴位照射，光源距皮肤 8～100mm，调整“定时调节旋钮”至所需时间，将激光束对准治疗部位，同时打开计时开关，计时指示灯亮。当达到治疗预定时间，计时器会自动鸣响。此时治疗完毕，关闭电源开关。

5. 每次选穴 2～4 个，每穴照射 5～10 分钟，共计照射时间一般不超过 20 分钟，每日照射 1 次，10 次为 1 疗程，病情较顽固者，可照射 3 个或 3 个疗程以上，每个疗程之间应休息 7～10 天。

三、适应范围

穴位激光照射法的适应证较广。常用于支气管哮喘、支气管炎、肺炎、高血压、脑炎后遗症、糖尿病、肩周炎、网球肘、急慢性扭挫伤、小儿遗尿、牛皮癣、神经性皮炎、痤疮、三叉神经痛、过敏性鼻炎、痛经、月经不调、盆腔炎、前列腺炎等。此外，还用于手术麻醉等。

四、注意事项

1. 光源对准照射部位后，嘱患者切勿移动体位，以免因照射部位不准而影响疗效。

2. 应掌握适当的刺激量，若刺激量过小，则起不到治疗作用；而刺激过量，又会引起恶心、头晕、乏力、嗜睡、烦躁、心悸、失眠及轻度腹胀、腹泻、月经紊乱等副作用。

3. 一旦出现副作用，则应采取相应的处理措施，如调节照射距离、缩短照射时间、减少照射次数，甚至中止治疗。

4. 治疗时嘱患者避免直视激光束，以防损伤眼睛。工作人员及面部照射的患者都应配戴防护眼镜。

5. 激光功率大或照射时间过长，也会造成皮肤、组织损伤。

6. 在使用激光器时，将电流调节至6mA较为安全。治疗时可以间断使用激光器，但持续使用时间最长不宜超过4小时，否则将损坏激光管。

第四节　穴位磁疗法

穴位磁疗法是运用磁场作用于人体的经络穴位，以治疗疾病的一种方法。又称为“经穴磁珠疗法”、“磁穴疗法”、“经络磁场疗法”等。该疗法具有镇静、镇痛、消炎、消肿、降压、调节经络平衡等作用。我国运用磁石来治疗疾病的历史悠久，至20世纪60~70年代，人们采用人工磁石敷贴经络腧穴的方法来治疗疾病，使磁疗法得到了很大的发展。

一、磁疗器材

（一）磁片、磁珠

一般由钡铁氧体、锶铁氧体、铝镍钴永磁合金、铈钴铜永磁合金、钐钴永磁合金等制作而成。磁场强度为300~3000Gs（高斯）。锶铁氧体因不易退磁，表面磁场强度可达1000Gs左右，故临床运用较多；钡铁氧体价格最便宜，因其表面磁场强度一般只有数百高斯，故多用于年老体弱者。

1. 磁片　有大小之别，也有条形和环形之异，圆形磁片直径为3~30mm，厚度一般为2~4mm。直径10mm、厚4mm左右的磁片常用于穴位及病变局部。以磁场强度为500~2000Gs的磁片最常用。磁片要求两面光滑，边缘稍钝，注明极性，以利于治疗和清洁消毒。

磁片一般分大、中、小三种，大号磁片直径在30mm以上，中号直径为10~30mm，小号直径在10mm以下（图8-1）。

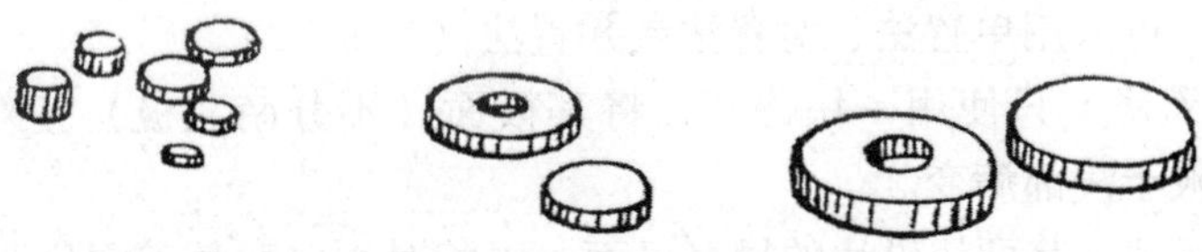

图8-1　磁片

为了防止磁片的破裂或退磁，不宜大力碰击磁片；不要将两种不同强度的磁片互相吸引；不要用力使两块磁片的同名极互相靠近；勿用高温消毒，可采用

75%酒精消毒。磁片因长期使用而退磁时，可充磁后再用。

2. 磁珠 其磁场强度为300Gs左右，直径3mm、厚度2mm的磁片称为磁珠，常用于耳穴。

（二）旋磁机

旋磁机，是目前临床上使用较多的一种。其形式多样，但其构造原理比较简单，是用一只小马达（电动机）带动2～4块永磁体旋转，形成一个交变磁场（异名极）或脉动磁场（同名极）。

旋磁机的磁铁柱多选用磁场强度较强的钐钴合金永磁体，磁铁柱的直径为5～10mm，长度为5～7mm，表面磁场强度3000～4000Gs。机器转速应在1500转/分钟以上。在治疗时，转盘与皮肤应保持一定的距离，对准穴位进行治疗。

（三）电磁疗机

电磁疗机是由电磁体（电磁线圈或电磁场）通以电流（直流或交流）产生磁场，其产生的磁场可以是恒定磁场或交变磁场。临床上所用的交流电磁机，大多数是在矽钢片上绕以一定数量的漆包线，通电后产生一定强度的交变磁场。交变磁场的频率一般为50Hz，磁场强度为500～3000Gs。磁头的形式多样，其中圆形多用于胸腹部和四肢，凹形多用于腰部，环形多用于膝关节，条形多用于穴位或会阴部。

二、操作方法

（一）静磁法

是将磁片（或磁珠）贴敷在穴位表面，产生恒定的磁场以治疗疾病的方法。

1. 贴敷法 用胶布将直径5～20mm、厚3～4mm的磁片，直接贴敷在穴位或痛点上，磁片表面的磁场强度为500～2000Gs。或用磁珠贴敷耳穴。根据治疗部位的不同，可采用单置法、对置法或并置法（图8－2）。

（1）单置法 只使用一块磁片，将其极面（不分南北极）正对治疗部位，这种方法局限于浅部病变。

（2）对置法 将两块磁片的异名极面，以相对方向贴敷于穴位上。如内膝眼和外膝眼、内关和外关穴等常用这种方法。此法可使磁力线充分穿过治疗部位。

（3）并置法 根据同名极相斥的原理，可使磁力线深达内部组织和器官。若选用的穴位距离较近，临床上采用同名极并置法，不可用异名极并置法，以免磁力线发生短路，而不能达到深层组织。若病变浅且范围较大时，可在病变范围两端贴敷异名极磁片，此法可使更多的磁力线穿过病变部位。

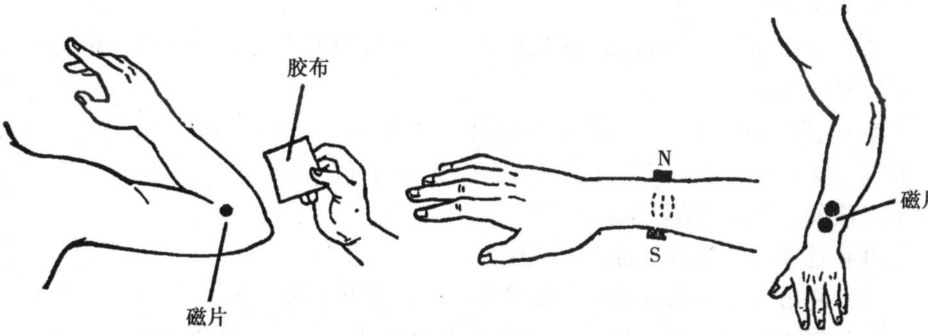

图 8－2　贴敷法

2. 间接贴敷法　若患者对胶布过敏，或磁片较大，用胶布不易固定；或出汗、洗澡时贴敷磁片有困难；或慢性病需长期贴敷磁片时，可用间接贴敷法。即将磁铁片放到衣服口袋中，或缝到衬裤、内衣、鞋帽内，或根据磁片大小和穴位所在部位，缝制装置磁铁的专用口袋，将其穿戴到身上，使穴位接受磁场的作用。如穿戴“磁性降压带”，刺激内关或三阴交等穴，可以治疗高血压病。

3. 磁针法　将皮内针或短毫针刺入穴位或痛点上，针尾上放置一块磁片，然后用胶布固定，如此可使磁场通过针尖集中透入深层组织。本法多用于五官科疾患，也用于腱鞘炎及良性肿物等。

（二）动磁法

是用变动磁场作用于穴位以治疗疾病的方法。

1. 脉动磁场疗法　应用同名极旋磁机，因磁铁柱之间互为同名极，所发出的磁场为脉动磁场。临床上将机器对准穴位即可进行治疗。若病位较深，可用两个同名极旋磁机对置于治疗部位进行治疗，使磁力线穿过病变部位。这种治疗方法称同名机对置法。此法多用于关节部位。若病变部位呈长条形，病位表浅，可采用异名极并置法，将两个互为异名极的旋磁机顺着发病区并置。此法多用于神经、血管、肌肉等疾患。其操作方法如下（以 CS401 型立地式磁疗机为例）：

（1）选择体位，一般为卧位或坐位。

（2）调整磁头位置使对准所选穴位，并将磁头与穴位紧密平行接触。

（3）打开电源开关，将调节器输出电压旋钮调至所需电压值。

（4）一般每个穴位或部位治疗 5～15 分钟，最长治疗时间不超过 30 分钟，10～15 次为 1 疗程。

(5) 机器马达要避免空转，以减轻碳刷磨损，更换治疗部位时要先将输出电压调节至零位。

(6) 治疗完毕依相反顺序关闭机器，并将机头取下。机头保护罩用75%酒精棉球擦拭消毒。

2. 交变磁场疗法 一般使用电磁机产生的低频交变磁场治疗疾病，也可用旋磁机，使磁铁柱之间互为异名极，发生交变磁场，但其有效磁场较低。电磁疗机类型较多，但操作方法大体相同。

(1) 选择适当体位，告诉患者摘去手表。

(2) 将磁头导线插入插孔，选择合适的磁头置于治疗部位。

(3) 接通电源，指示灯亮，电压表指针上升。如有磁场强度调节旋钮，脉冲频率调节旋钮，应按照说明顺序调好。视病情需要，选用电压旋钮的弱、中、强三种刺激强度。

(4) 治疗过程中，若局部过热，应用纱布等隔垫；磁头过热应更换磁头或降温后再用，以防烫伤。

(5) 每次治疗10~30分钟，每日1次，10~15次为1疗程。

(6) 治疗完毕，依相反顺序关闭机器。

三、适应范围

内科疾病如冠心病、高血压、支气管炎、支气管哮喘、慢性胃炎、慢性肠炎、胃肠功能紊乱、神经衰弱、关节炎、头痛、三叉神经痛、坐骨神经痛等；外科疾病如肩周炎、急慢性扭挫伤、滑囊炎、腱鞘炎、网球肘、腱鞘囊肿、术后瘢痕痛、胆结石、肾结石、颈椎病、腰肌劳损、肋软骨炎、血栓闭塞性脉管炎等；皮肤科疾病如神经性皮炎、带状疱疹、皮肤慢性溃疡等；妇、儿科疾病如痛经、月经不调、小儿单纯性消化不良、遗尿症等；五官科疾病如咽炎、过敏性鼻炎、麦粒肿、神经性耳聋、耳鸣等。

四、剂量及疗程

(一) 剂量

1. 按磁片的表面磁场强度分级 小剂量为200~1000Gs；中剂量为1000~2000Gs；大剂量为2000Gs以上。

2. 按人体对磁场强度的总接受量分级 小剂量为4000Gs以下；中剂量为4000~6000Gs；大剂量为6000Gs以上。

选择剂量大小可根据患者的年龄、体质、病情、病位等具体情况。如年轻力壮可用中剂量或大剂量，而年老体弱则选用小剂量；急性病采用大剂量、短疗程，慢性病采用小剂量、长疗程；头颈、胸腹部宜小剂量，臀、股等肌肉丰厚处宜大剂量。

（二）疗程

疗程应根据病情而定，急性浅表病约贴3~7天左右；慢性病或病位较深者贴敷时间较长；旋磁法每次治疗时间一般为20~30分钟，若分区治疗，每区可治疗5~10分钟。慢性病3~4周为1疗程，疗程之间休息5~10天。

五、注意事项

1. 施行穴位磁疗时，2天内必须复查，因为副作用多出现在磁疗两天内。其表现为恶心、呕吐、心慌、心悸、一时性呼吸困难、嗜睡、乏力、头晕、低热等。若副作用轻，且病人能坚持治疗者，可继续磁疗；若副作用重，且病人不能坚持者，要及时取下磁片中断治疗。

2. 若患者平素白细胞计数较低时（如在4×10^9/L左右），在磁疗中要定期复查血象。当白细胞计数较前更为减少时，应立即中断治疗。若白细胞计数低于4×10^9/L，则禁用磁疗。

3. 磁片贴敷时间较长时，为防止汗渍引起磁片生锈，应在皮肤与磁片之间放一层隔垫物，且能防止锈磁刺激皮肤。

4. 治疗过程中，嘱患者摘去手表以防磁化。

5. 患有严重的心、肺、肝脏病，血液病，急性传染病者；出现出血、脱水、高热的病人；体质极度虚弱者、新生儿和孕妇下腹部；皮肤破溃、出血处，当禁用穴位磁疗法。

第五节　穴位埋线法

一、埋线器材

穴位埋线法的器材，主要包括消毒用品、洞巾、注射器、镊子、埋线针（亦可用经改制的12号腰椎穿刺针，将针芯前端磨平）、持针器、00~1号铬制羊肠线、0.5%~1%盐酸普鲁卡因、手术剪刀、敷料等。

二、操作方法

1. 埋线针埋线法 局部皮肤消毒后，以0.5%～1%盐酸普鲁卡因作浸润麻醉，剪取一段约1cm长的羊肠线，套在埋线针尖缺口上，两端用血管钳夹住。右手持针，左手持钳，针尖缺口向下以15°～40°方向刺入，当针头缺口进入皮内后，左手即将血管钳松开，右手持续进针直至肠线头完全埋入皮下，再进针0.5cm，随后把针退出，用棉球或纱布压迫针孔片刻，再用纱布覆盖保护创口（图8－3）。

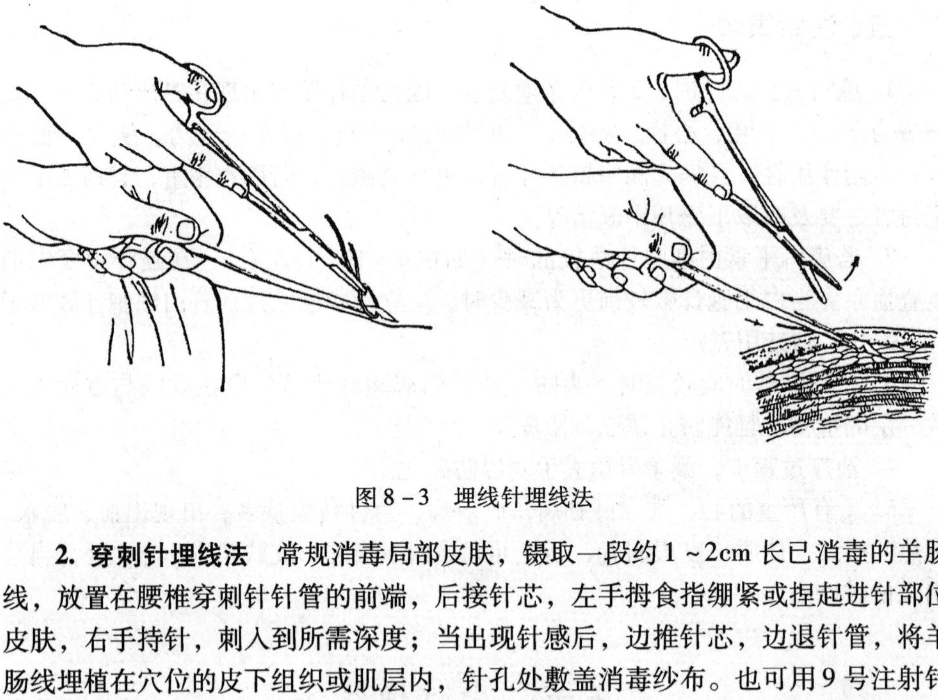

图8－3 埋线针埋线法

2. 穿刺针埋线法 常规消毒局部皮肤，镊取一段约1～2cm长已消毒的羊肠线，放置在腰椎穿刺针针管的前端，后接针芯，左手拇食指绷紧或捏起进针部位皮肤，右手持针，刺入到所需深度；当出现针感后，边推针芯，边退针管，将羊肠线埋植在穴位的皮下组织或肌层内，针孔处敷盖消毒纱布。也可用9号注射针头作套管，28号2寸长的毫针剪去针尖作针芯，将1～1.5cm长的00号羊肠线放入针头内埋入穴位，操作方法同上。

3. 缝合弯针埋线法 在距离穴位1～2cm处的两侧，用甲紫做出进出针点的标记。皮肤消毒后，在标记处用0.5%～1%的盐酸普鲁卡因作皮内麻醉，用持针器夹住带羊肠线的皮肤缝合针，从一侧局麻点刺入，穿过穴位下方的皮下组织或肌层，从对侧局麻点穿出，捏起两针孔之间的皮肤，然后紧贴皮肤剪断两端线头，放松皮肤，轻轻揉按局部，使肠线完全埋入皮下组织内（图8－4）。敷盖纱布3～5天。每次可选用1～3个穴位，一般20～30天埋线1次。

4. 切口埋线法 在选定的穴位上用0.5%盐酸普鲁卡因作浸润麻醉，用刀尖刺开皮肤0.5～1cm，先将血管钳探到穴位深处，经过浅筋膜达肌层探找敏感点按摩数秒钟，休息1～2分钟；然后用0.5～1cm长的羊肠线4～5根埋于肌层内。羊肠线不能埋在脂肪层或过浅，以防止不易吸收或感染。切口处用丝线缝合，盖上消毒纱布，5～7天后拆去丝线。

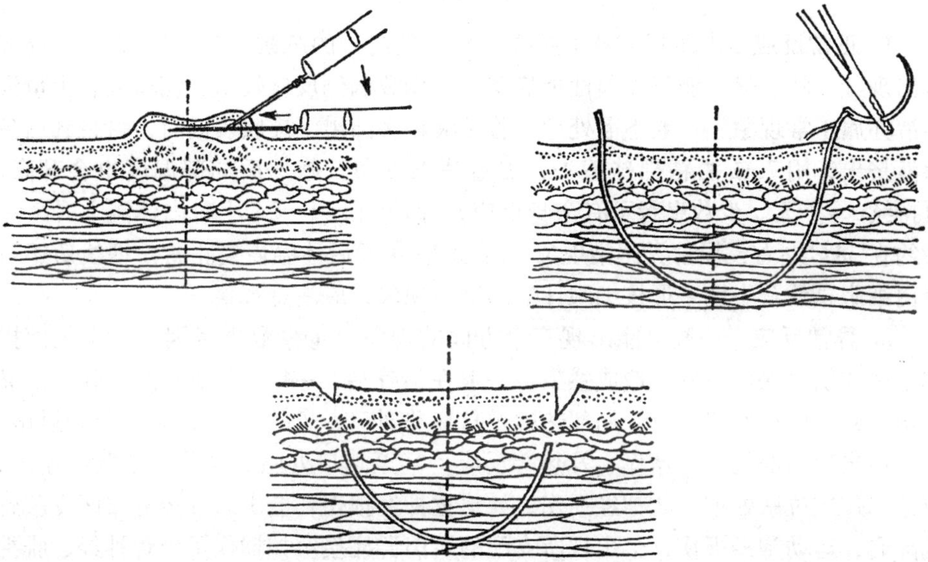

图8－4　缝合弯针埋线法

三、适应范围

穴位埋线法主要用于慢性病症，如哮喘、胃痛、腹泻、遗尿、面神经麻痹、腰腿痛、痿证、癫痫、脊髓灰质炎后遗症、神经官能症等。

四、注意事项

1. 严格无菌操作，防止感染。

2. 埋线最好埋在皮下组织与肌肉之间，肌肉丰满的部位可埋入肌层，羊肠线头不可暴露在皮肤外面。

3. 根据不同部位，掌握埋线的深度，不要伤及内脏、大血管和神经干（不要直接结扎神经和血管），以免造成功能障碍和疼痛。

4. 皮肤局部有感染或有溃疡时不宜埋线，肺结核活动期、骨结核、严重心脏病或妊娠期等均不宜使用本法。

5. 羊肠线用剩的部分，可浸泡在75%酒精中，或用苯扎溴铵处理，临用时再用生理盐水浸泡。

6. 在一个穴位上作多次治疗时应偏离前次治疗的部位。

7. 注意术后反应，有异常现象时应及时处理。

五、术后反应

1. 正常反应 由于损伤及羊肠线（异性蛋白）的刺激，在1~5天内，局部可出现红、肿、热、痛等无菌性炎症反应。少数病例反应较重，切口处有少量渗出液亦属正常现象，一般不需处理。若渗液较多凸出于皮肤表面时，可将乳白色渗液挤出，用75%酒精棉球擦去，覆盖消毒纱布。施术后局部温度也会升高，可持续3~7天。少数患者可有全身反应，即埋线后4~24小时内体温上升，一般约在38℃左右，局部无感染现象，持续2~4天后体温恢复正常。埋线后还可有白细胞总数及中性多形核细胞计数的增高现象，应注意观察。

2. 异常反应 一般可能出现三个方面的现象：①少数患者因治疗中无菌操作不严或伤口保护不好，造成感染。一般在治疗后3~4天出现局部红肿、疼痛加剧，并可伴有发热，应予局部热敷及抗感染处理。②个别患者对羊肠线过敏，治疗后出现局部红肿、瘙痒、发热等反应，甚至切口处脂肪液化，羊肠线溢出，应适当作抗过敏处理。③神经损伤，如感觉神经损伤，会出现神经分布区皮肤感觉障碍；运动神经损伤，会出现所支配的肌肉群瘫痪。如损伤了坐骨神经、腓神经，会引起足下垂和拇趾不能背屈。发生此种现象，应及时抽出羊肠线，并给予适当处理。

下　篇

技能训练与考核

第一章　技能训练

第一节　毫针刺法训练

一、进针法训练

【目的要求】

通过纸垫、棉团、实体练针，掌握毫针持针姿势及临床常用毫针进针方法。

【训练内容】

1. 纸垫练针法　左手平执纸垫，右手拇、食、中三指持针柄，如持笔状，使针尖垂直地刺在纸垫上，然后右手拇指与食、中指前后捻动针柄，并渐加一定的压力，待针穿透纸垫，即另换一处，反复练习。

2. 棉团练针法　练针方法同纸垫练针法。棉团练针法主要做提插、捻转等手法的练习。

3. 进针法训练

（1）单手进针法　用刺手的拇、食指持针，中指指端紧靠腧穴，中指指腹抵住针身下段，当拇、食指向下用力按压时，中指随势屈曲将针刺入。

技术要点：三指动作协调，配合进针。

（2）双手进针法

①爪切进针法：押手拇指或食指的指甲切按在腧穴位置的旁边，刺手持针紧靠指甲缘刺入皮下。

技术要点：爪切用力适当。

②夹持进针法：用押手拇、食指持捏消毒干棉球夹住针身下段，将针尖固定在所刺腧穴的皮肤表面位置；刺手持针柄，双手配合用力，将针刺入皮下。

技术要点：注意刺手、押手协同配合进针。

③舒张进针法：用押手拇、食指将针刺腧穴部位的皮肤向两侧撑开以固定皮肤，刺手持针从指间将针刺入穴内。

技术要点：押手拇、食指需将所针穴位皮肤绷紧固定。

④提捏进针法：用押手拇、食两指将针刺腧穴部位的皮肤捏起，刺手持针从捏起的上端刺入皮下。

技术要点：注意进针的角度。

（3）管针进针法　将针先插入用玻璃、塑料或金属制成的比针短 3 分左右的小针管内，放在穴位皮肤上；押手压紧针管，刺手食指或中指对准针柄一击，使针尖迅速刺入皮肤；然后将针管去掉，再将针刺入穴内。

技术要点：刺手食指或中指要与针柄垂直。

4. 实体训练　同学自身或相互之间选择四肢部腧穴（如足三里、阳陵泉、丰隆、曲池、外关、列缺、合谷等）进行进针方法练习。

技术要点：选择合适体位，消毒穴位及操作手指，选择针具作进针法练习；进针后根据需要选择合适的针刺角度，将针刺入应刺深度。注意减少进针时的疼痛，最后达到不痛或微痛进针。

5. 训练小结　按下表将训练内容如实地加以记录。

针刺穴位	进针方法	行针方法	针感和疼痛程度

【训练时间】

2 学时。

二、基本手法训练

【目的要求】

在进针法训练的基础上，练习毫针的基本手法，进针的角度、方向和深度，要求掌握提插法和捻转法操作，并取得应有的针感。

【训练内容】

1. 提插法和捻转法训练

（1）提插法　刺手持针将针刺入腧穴一定深度，使针在穴内进行上下进退的运动，即将针从浅层下插至深层，再由深层上提至浅层，反复施行，以取得较好的针感。

技术要点：提插时，其幅度和频率可因人因病而异。

（2）捻转法　将针刺入腧穴一定深度后，刺手拇、食、中指持住针柄，使针身在穴内进行一前一后的来回旋转捻动，反复施行，以取得较好的针感。

技术要点：捻转时，拇指与食指均匀用力，其幅度和频率可因人因病而异。

2. 进针角度、方向和深度训练

（1）进针角度

①直刺法：将针体与皮肤呈90°角垂直刺入皮肤。

②斜刺法：将针体与皮肤呈45°角左右，倾斜刺入皮肤。

③横刺法：将针体与皮肤呈15°角左右，针体几乎贴近皮肤沿皮下进针，横刺腧穴。

（2）针向调整

①针向催气法：在针刺入穴内一定深度，行针仍不得气，或针感尚未达到要求时，可提针至浅层，改变针向，再度刺入穴位深层。

②针向行气法：行针得气后，为促使针感传导、控制感传方向，可扳倒针体、调整针向，使针尖对准病所（或欲传导之方向），再次刺入或按针不动。常配合摇、努、循、摄等辅助手法应用。

（3）针刺深浅　根据腧穴部位特点和病情需要，在针刺得气取得疗效前提下，结合患者体质、针刺时令等因素，正确掌握针刺深度。

3. 训练小结　按下表将训练内容如实地加以记录。

针刺穴位	行针方法	针刺得气深度	针感性质和程度

【训练时间】

2 学时。

三、辅助手法训练

【目的要求】

在基本手法练习的基础上，进一步练习毫针辅助手法，要求能顺利完成辅助手法的操作。

【训练内容】

1. 循法 进针前后，用拇指或使第二、三、四指平直（屈曲第一指关节），以指腹沿针刺穴位所属经脉循行路线，在穴位上下左右，轻轻地循按或叩打。

技术要点：一般沿经而循，循时用力适度。

2. 刮法

（1）单手刮针法 拇指抵住针尾，以食指指甲轻刮针柄；食指抵住针尾，以拇指指甲轻刮针柄。亦可用食指、中指扶持针柄，以拇指指甲由下向上或由上向下轻刮针柄。

（2）双手刮针法 用左手拇指端压按针尾，略向下用力，左、右两手食指弯曲，指背相对，夹住针体，用右手或左手拇指甲在针柄上下轻刮之。

技术要点：刮时手指关节要灵活，用力均匀，指甲不宜过长或过短，应平整、光滑。

3. 弹法

（1）弹叩穴位法 食指与拇指相交，用食指指甲对准所要刺的穴位，轻轻弹叩数下。

（2）弹叩针柄法 拇指与食指相交，对准刺入穴内的针柄尾部轻轻弹叩，使针体发生微微振颤。也可只用食指对准针柄弹震，使针体振动。

技术要点：弹时要用力均匀，不可过猛和过频。

4. 搓法 将针刺入后，向一个方向搓捻，如搓线之状。

技术要点：搓时用力要均匀，不要太过、太紧。可实搓和空搓交替进行。

5. 盘法　盘时用拇食中三指扣住针尾（金属丝绕成的针尾能轻松自由地旋转），或用拇食指掐住针尾进行盘转。

技术要点：盘法是在得气的基础上，气至后提针至皮下进行盘旋；不宜用拙力，行之太快；只用于肚腹部肌肉松弛处，有时也可用于腰背、四肢等肌肉肥厚部位。

6. 摇法　针刺入一定深度后，手持针柄，将针轻轻摇动，以行经气。或以指捻针柄，摇动针体，边摇动边退针，摇时要上下、左右摇摆，使针孔扩大，而后疾出针。

技术要点：摇法摇大针孔可泻实清热，虚寒证忌用。

7. 飞法　针后不得气者，用刺手拇、食指执持针柄，细细捻搓数次，然后张开两指，一搓一放，反复数次，状如飞鸟展翅。

技术要点：搓针时用力均匀。

8. 导气法　导气法的具体训练方法有四种：

（1）针芒法　即将针尖刺向病所。其法有二，一是先将针刺向一定深度，运用行针手法，待针下得气后，将针尖朝向病所，然后运用弹、摇等有助于催气、行气的手法。二是不待针刺得气，进针时即将针尖直指病所，向病所斜刺或横刺，然后再施手法。

（2）按压法　针刺得气后将针保持在一定深度，在施用手法之前，医者先将押手的手指按压在针的上方或下方。若要针感上传则手按压针的下方以阻止针感向下传导；反之，若要针感下传则手按压针的上方以阻止针感向上传导。

（3）通经接气法　针刺时，如遇到针刺感传不远时，特别是在关节部位通过困难的情况下，就需要在感传的终止处再刺一针，如还未传至病所，则在其终止处再刺一针，这就是通经接气的意思。

（4）呼吸法　即病痛在取穴的上方，要在病人吸气时提针，可以使气上行；相反，病痛在取穴的下方，要在病人呼气时插针，可以使气下行。

技术要点：进退针时，动作均匀、缓慢协调。

9. 训练小结　按下表将训练内容如实地加以记录。

辅助手法	针刺穴位	施术过程	针感性质和程度

【训练时间】

2学时。

四、单式补泻手法训练

【目的要求】

通过训练，熟练掌握单式补泻手法的操作要领，能够恰当把握针刺补泻的时机，灵活运用针刺补法和泻法。

【训练内容】

1. 徐疾补泻法

（1）补法　将针刺入皮肤后，先在浅层得气，随之将针徐徐地向内推进到一定的深度，疾速退针至皮下；出针时，快速出针并疾按其穴。重在徐入。

（2）泻法　将针快速刺入皮肤后，再疾速插入深层得气，随之徐徐地向外退针至皮下；出针时，缓缓出针并且不按其穴或缓按其穴。重在徐出。

技术要点：明确区分相对而言的徐与疾，行针手法以提插为主。

2. 提插补泻法

（1）补法　针刺得气后，先浅后深，提插幅度小，频率慢，操作时间短，重插轻提。针上提时速度宜慢，用力宜轻；针下插时速度宜快，用力宜重。

（2）泻法　针刺得气后，先深后浅，提插幅度大，频率快，操作时间长，轻插重提。针上提时速度宜快，用力宜重；针下插时速度宜慢，用力宜轻。

技术要点：补法应重插轻提，泻法应轻插重提。

3. 捻转补泻法

（1）补法　针刺得气后，小幅度捻转，拇指向前左转时用力重，指力沉重向下；拇指向后右转还原时用力轻，反复操作。

（2）泻法　针刺得气后，大幅度捻转，拇指向后右转时用力重，指力浮起向上；拇指向前左转还原时用力轻，反复操作。

技术要点：在运用捻转补泻手法时，要指力大小适宜，速度的缓急均匀；补法时左转用力重，泻法时右转用力重。

4. 呼吸补泻法

（1）补法　病人呼气时将针刺入腧穴，得气后，病人呼气时行针，吸气时出针。

（2）泻法　病人吸气时将针刺入腧穴，得气后，病人吸气时行针，呼气时出针。

技术要点：呼吸补泻法应令病人做深而徐缓的呼吸调息。

5. 开阖补泻法

（1）补法　缓慢（轻轻）出针，疾按针孔，用押手按揉针孔片刻。

（2）泻法　疾速出针，出针时摇大针孔，出针后不按压针孔或缓按针孔。

技术要点：摇大针孔时用力适度。

6. 平补平泻法　进针至穴位一定深度，用缓慢的速度，均匀平和用力，边捻转、边提插，上提与下插、左转与右转的用力、幅度、频率相等，并注意捻转角度要在90°~180°之间，提插幅度尽量要小，从而使针下得气，留针20~30分钟，再缓慢平和地将针渐渐退出。

技术要点：用力均匀柔和，以得气为度。

7. 迎随补泻法　进针时，针尖顺着经脉循行去的方向刺入，为补法；针尖迎着经脉循行来的方向刺入，为泻法。

技术要点：熟悉经脉循行方向。

8. 训练小结　按下表将训练内容如实地加以记录。

补泻手法	针刺穴位	施术过程	针感性质和程度

【训练时间】

4学时。

五、复式补泻手法训练

【目的要求】

通过训练，掌握烧山火、透天凉手法操作要领。

【训练内容】

1. 烧山火　将所刺腧穴的深度分为浅、中、深三层（天、人、地三部）。进针时，医者重用指切押手。令对方鼻吸口呼，随其呼气时，将针刺入浅层（天部）得气。得气后，重插轻提，连续重复9次（行九阳数）。其后将针刺入中层（地部），重插轻提，连续重复9次（行九阳数）。此时，如果针下产生热感，稍待片刻，随病人吸气时将针一次提到浅层，此为一度。如果针下未产生热感，可随病人呼吸时，再施前法，一般不过三度。手法操作完毕后，留针15~20分钟，待针下松弛时，候病人吸气时将针快速拔出，疾按针孔。

技术要点：由徐疾法、提插法、呼吸法和开阖法四种单式补法组成，为针刺补法的综合应用。操作分浅、中、深三层，先浅后深，三进一退，重插轻提，行九阳数。

2. 透天凉 将所刺腧穴分作浅、中、深三层（天、人、地三部）。在进针时，医者轻用押手。令对方鼻呼口吸，随其吸气将针刺入深层（地部）得气。得气后，轻插重提，如此6次（行六阴数）。再将针提至浅层（天部），轻插重提，如此6次（行六阴数）。此时，如针下产生凉感，称为一度。如果针下未出现凉感，可将针一次下插至深部，再施前法，但一般不超过三度。凉感不论在地部、人部或天部出现，均可停止手法操作。手法操作结束后，可随病人呼气将针缓慢拔出，不按针孔或缓按针孔。

技术要点：由徐疾法、提插法、呼吸法和开阖法四种单式泻法组成，为针刺泻法的综合应用。操作分深、中、浅三层，先深后浅，一进三退，重提轻插，行六阴数。

同学们在观看示范和棉团训练的基础上，选取对方四肢部腧穴（曲池、手三里等）作手法训练。取坐位或卧位，定穴后消毒，选择合适针具。按热补法或凉泻法要求进针，作热补法或凉泻法操作，细心体会针下感觉，最后按针刺热补法或凉泻法操作要求出针。

3. 训练小结 按下表将训练内容如实地加以记录。

补泻手法	针刺穴位	施术过程	针感性质和程度

【训练时间】

2学时。

六、飞经走气四法训练

【目的要求】

通过训练，掌握飞经走气四法操作要领。

【训练内容】

1. 青龙摆尾法 进针得气后，提针至穴位浅层（天部），按倒针身，以针尖指向病所，执住针柄不进不退，向左右（在45°以内）慢慢摆动，往返摆针如扶船舵之状。摇摆九阳之数，使针刺感应逐渐扩散。手法完毕后，缓缓将针拔出，急闭针孔。

技术要点：本法必须在穴位浅部操作，动作要均匀自然，左右对称，幅度不可忽大忽小，速度不可忽快忽慢。

2. 白虎摇头法　进针至穴位深层（地部），得气后两指扶针尾向外退针，随病人呼吸摇动针体，左转一呼一摇，呈半圆形，由右下方摇着进至左上方（进圆）；右转一吸一摇，呈半方形，由左上方退至右下方（退方）。左右摇动，有如摇铃，其间要有停顿，以使针体振动。

技术要点：本法必须在穴位深层操作，保持针体直立。左右摇针的动作必须用力均匀自然，幅度不可忽大忽小，速度不可忽快忽慢。

3. 苍龟探穴法　直刺进针得气后，自腧穴深层一次退至浅层皮下，依先上后下、自左而右的次序斜刺进针，更换针向。向每一方向针刺，都必须由浅入深，分三部徐徐而行，待针刺得到新的针感时，则一次退至腧穴浅层皮下，然后改变针向。

技术要点：向每一方向针刺，都必须由浅入深，分三部徐徐而行，待针刺得到新的针感时，则一次退至腧穴浅层皮下，然后改变针向。

4. 赤凤迎源法　先直刺进针至腧穴深层，再退针至腧穴浅层，待针下得气，针体自摇，插针至腧穴中层，边提插，边捻转。然后用右手拇、食两指呈交互状，拇指向前，食指向后，将两指弯曲，由针根部用拇指肚及食指第一节桡侧由下而上沿针柄呈螺旋式搓摩。两指一捻一放，力度要均匀一致，使指感有如转针，但针体不能上提。

技术要点：飞法宜缓宜匀，不宜过猛，过猛可引起滞针疼痛。

同学们在观看示范和棉团训练的基础上，选取自身或对方四肢部腧穴（曲池、手三里等）作手法训练。取坐位或卧位，定穴后消毒，选择合适针具。按热补法或凉泻法要求进针，作热补法或凉泻法操作，细心体会针下感觉，最后按针刺热补法或凉泻法操作要求出针。

5. 训练小结　按下表将训练内容如实地加以记录。

飞经走气手法	针刺穴位	施术过程	针感性质和程度

【训练时间】

2 学时。

七、常用古代刺法训练

【目的要求】

通过常用古代刺法训练，掌握古代常用刺法。

【训练内容】

1. 透穴刺法

（1）直透法　选取两个相对的腧穴，从一穴直刺进针，继续向其对侧另一腧穴透刺，在相应腧穴得气后，可实施相应手法。如内关透外关。

（2）斜透法　选取两个相邻的腧穴，从一穴斜刺进针，斜透至另一腧穴下，在相应腧穴得气后，可实施相应手法。如曲池透手三里。

（3）横透法　选取两个相邻的腧穴，从一穴横刺进针，横透至另一腧穴下，在相应腧穴得气后，可实施相应手法。如地仓透颊车。

（4）多向透刺法　选取三个或三个以上相邻的腧穴，从一穴进针，透至另一腧穴下，提至皮下，再透至另一腧穴下，在相应腧穴得气后，可实施相应手法。如肩髃透极泉、提针透臂臑、再提针透肩髎。

2. 放血刺法

（1）络刺法　用粗毫针浅刺体表瘀血小络脉出血。

（2）赞刺法　用毫针直入直出，刺入浅而出针快，连续分散浅刺出血。

（3）豹文刺法　以病变局部或腧穴为中心，散刺出血，形如豹文。

3. 深浅刺法

（1）毛刺、直针刺和半刺法

①毛刺法：用镵针浅刺皮毛，现多以皮肤针叩刺。

②直针刺法：先捏起穴位两旁皮肤，使其隆起，然后持针沿皮刺入到皮下组织内。

③半刺法：用短毫针迅速浅刺透皮，不得损伤血络、肌肉，迅速出针而不留针。

（2）分刺、合谷刺及浮刺

①分刺法：用毫针直刺穴位至肌肉层，在肌肉层内行针使之得气，并根据情况，调节针刺方向与深浅。

②合谷刺法：取一根毫针，先直刺至穴位肌层深处，然后提至浅层，依次向左右两旁斜刺，使穴内针刺的轨迹呈鸡足状。

③浮刺法：用毫针斜刺或沿皮刺入浅层肌肉。

（3）恢刺和关刺

①恢刺法：用毫针从受损肌腱旁斜刺进针，捻转提插行针，将针提至皮下，配合关节屈伸活动。

②关刺法：用毫针直刺进针，刺入肌肉附着于关节处的压痛点。

（4）短刺和输刺（五刺）

①短刺法：进针由浅入深，边深入边摇动针柄，深刺至骨骼，在骨膜处作上下捣动，如摩骨状。

②输刺法：直刺进针，深刺至骨骼，然后直出针。这种刺法与短刺大致相同，都是深刺至骨法。

4. 多针刺法

（1）傍针刺法　取两根毫针，在病变局部或邻近腧穴，先直刺一针，再在其旁0.5～1寸处朝向直刺的针斜刺一针。

（2）齐刺法　取三根毫针，在病变局部或邻近腧穴中心，先直刺一针，得气后，再在其上下或左右1～1.5寸处朝向直刺的针各斜刺一针，再分别行针，使针感向深层及四周扩散。

（3）扬刺法　取五根毫针，先于病变局部或邻近腧穴中心直刺一针，得气后留针，再在主针上下左右即病变部位旁，分别向病变中心各斜刺或沿皮刺一针。

另外，围刺法源于扬刺法，操作用五根以上毫针，分别由患部边缘处斜向或沿皮刺向病变中心，并在病变中心处再直刺一针。

5. 其他刺法

（1）选穴原则

①经刺：以毫针针刺经脉所过部位、气血瘀滞结聚不通之处。

②输刺（九刺）：以毫针针刺相应特定穴中的荥输、背俞穴。

③远道刺：上病下取，即循经取穴的针刺方法。

（2）配穴方法

①巨刺、缪刺：左病取右，右病取左，左右交叉取穴的针刺方法。“巨刺者，刺经脉”；“缪刺者，刺络脉”。

②阴刺：左右腧穴同用的针刺方法。

③偶刺：先用手循按前胸募穴和后背俞穴，前后对偶斜刺；或在痛点上一针刺前胸，一针刺后背。

（3）大写刺　用铍针切开排脓，或用三棱针放出黏液。

（4）焠刺　将烧红的针，对准病变的局部，迅速刺入一定深度，并迅速将针拔出。

（5）输刺（十二刺） 垂直进针，刺入较深，得气后垂直退出，乃从阴引阳之法。

（6）报刺法 取一根毫针，先在痛处直刺一针，不立即出针，再以押手在痛处上下循按，并询问病人是否有压痛，找到新痛点后，将前针拔出，再复刺新痛点，根据痛点的多少，决定复刺的针数。

6. 训练小结 按下表将训练内容如实地加以记录。

古代针刺手法	针刺穴位	施术过程	针感性质和程度

【训练时间】

2学时。

八、慎针穴刺法训练

【目的要求】

通过训练，掌握慎针穴针刺方法。在操作中，准确地把握针刺的角度、深度、方向，并取得应有的针感，防止意外事故发生。每个部位选取一个典型腧穴进行训练，其他相关腧穴可参照此训练。

【训练内容】

1. 头面颈项部腧穴

（1）睛明 嘱病人闭目，押手拇指将眼球略推向外侧并固定，以30～32号毫针点刺破皮，针体沿眼眶边缘缓缓刺入，一般进针0.3～0.5寸。如继续深刺，送针速度应更缓慢，如感到针尖有阻力，即使是十分轻微的，也应略加退出变换方向再刺。除非极有经验，深度不可超过1寸。严禁大幅度提插、捻转。如针刺过深，累及视神经时医者觉针尖有黏滞感，病人则感眼内火花闪烁，头痛、头晕，严重者恶心、呕吐。所以，本穴不宜深刺，以0.5寸以内较为安全；1寸内易刺破血管，引起眼内血肿。如超过1寸，就容易刺伤眼内其他组织结构，引起严重后果。进针后应直刺，如针尖偏向后外方，进针深度超过1.7寸时，有可能刺入眶上裂，损伤颅中窝内的海绵窦，或三层脑膜以及大脑颞叶，造成颅内出血，病人可出现剧烈头晕头痛，恶心呕吐，以致休克死亡。

（2）翳风 向口角或对侧内眼角方向刺入1～1.5寸。本穴针刺深度一般不可超过1.5寸，过深可刺中迷走神经，引起迷走神经反应。针尖不可向下，以免刺中颈动脉窦，引起颈动脉窦综合征。

（3）四白　直刺0.3~0.5寸，斜刺0.5~1寸，平刺1.5~2寸。本穴直刺深度在不超过0.5寸或进行平刺时一般不会发生损伤性意外事故，但如针尖进入眶上孔，并继续进入眶下管时，当进针深度超过1寸，即有可能损伤眼球，所以不宜过深。

（4）风池　向对侧眼睛内眦方向直刺0.8~1.2寸；或向鼻尖方向斜刺1.5~2寸；或向对侧风池穴透刺1.5~2寸。该穴深部重要结构为延髓和椎动脉，若向对侧眼睛内眦方向直刺过深，超过1.5寸时，可造成延髓下端或脊髓上端损伤，甚可危及生命，故针刺深度以小于1.5寸为宜。

（5）人迎　深部触压颈总动脉搏动，避开动脉在其前方或略向内直刺0.2~0.5寸。故本穴针刺深度以不超过0.5寸为宜，其极限深度为1寸，否则易伤及迷走神经。另外，在进针时如有针尖黏滞感、明显的搏动感，表明已触及颈动脉，即应出针或变换针刺方向。人迎正确深刺方向应恰经过颈动脉鞘前内方，若偏向外侧，即有刺中颈总动脉的可能，若过于偏外，则可刺穿颈内静脉，以致刺中迷走神经，迷走神经中包含支配心脏活动的副交感纤维，病人可自觉心悸、胸闷，出现面色苍白，常导致严重后果，乃至生命危险。因此，进针不可偏向外侧，不可过深，手法不宜过重。

2. 胸腹部腧穴

（1）缺盆　正坐或仰卧位，直刺0.2~0.4寸。针刺不宜过深，正常体格者不超过0.5寸，避免超过第一肋骨。深刺可穿过前锯肌、肋间肌、壁胸膜、胸膜腔、脏胸膜，刺伤肺脏引发气胸。刺及臂丛神经时，出现电击感向上肢放射，不可捣刺。

（2）京门　向肋骨游离端，斜刺0.8~1.2寸。不可深刺，否则易刺伤内部脏器。针刺左侧京门过深，可刺伤脾脏，特别是在病理情况下，如疟疾、黑热病、血吸虫等使脾脏体积增大，游离度低于正常，脆性增加时，更易发生针灸意外事故。如不慎刺入腹腔，针尖触及脾脏被膜时，医者手下可有阻力感，应立即退针，不可再进针、提插。

（3）中脘　直刺0.5~0.8寸。不可针刺过深，否则可刺穿腹横筋膜、腹膜外脂肪、壁腹膜，进入腹腔而刺中胃，引起腹膜炎。特别是饱餐、饭后针刺尤其须注意。因为胃扩张时，胃、十二指肠体积增大，胃壁变薄，内压增高，针刺不当易导致胃肠穿孔、破裂。在慢性胃炎、胃溃疡、肿瘤等情况下，组织结构发生病理改变，也易导致针灸意外事故。不可向上方深刺，否则可刺伤肝前缘，引起出血。肝、脾肿大病人尤须慎重。

3. 背腰骶部腧穴

（1）大椎　头向前倾，微斜向上直刺0.5～1寸。或沿皮下向下斜刺1～1.5寸。本穴深部相当于胸Ⅰ、Ⅱ节段水平。不可深刺，否则可刺穿黄韧带，再进则刺穿硬脊膜、蛛网膜、软脊膜，伤及脊髓。病人被刺中脊髓时，可有触电感，向四肢放射，并出现惊恐感，应立即出针。

（2）命门　直刺0.5～1.2寸或向下平刺1～2寸。不可深刺，以免刺伤脊髓。当刺过黄韧带后，医者针下有阻力突然消失的空落感，此时不可再深刺，否则针可透过硬脊膜、蛛网膜进入蛛网膜下腔。若刺及蛛网膜下腔的马尾，可出现下肢强烈的触电感。

（3）长强　俯卧位或膝胸位，沿尾骨和直肠之间斜刺0.5～1寸，针尖与骶骨平行。如针刺过深，再加提插、捻转等手法，针尖可在直肠壁上刺激成小孔；当排便腹压升高时，粪便可从针孔溢出，其深部感染可引起盆腔腹膜炎，浅部感染可引起坐骨肛门窝脓肿。

4. 上肢和下肢部腧穴

（1）上肢部曲池穴　直刺0.8～1.2寸。若刺及桡神经干，可产生前臂外侧、手背外侧并向指端放射的强烈触电感。如果造成桡神经损伤，可出现垂腕及桡神经支配区痛觉障碍或丧失，严重损伤者可出现桡侧伸腕长肌以下或伸腕前肌以下完全或不完全麻痹。

（2）下肢部足三里穴　直刺0.5～1.5寸。若针刺超过2寸以上，可刺中胫神经。造成的胫神经损伤，可出现足与足趾不能屈曲，足内收受限，跟腱反射及跖反射消失，行走时以足跟着地，不能以足尖站立。

5. 训练小结　按下表将训练内容如实地加以记录。

针刺穴位	施术过程	针感性质和程度

【训练时间】

2学时。

第二节　灸法训练

一、艾炷灸法训练

【目的要求】

通过训练，掌握大小艾炷的手工制作法及直接灸法和间接灸法操作技术。

【训练内容】

1. 器具准备　艾绒、生姜、蒜头、食盐、附子末、火柴、线香、小刀、家兔、兔台、粗针、镊子、淡膏药、凡士林、75%酒精、消毒棉球等。

2. 艾炷手工制作法　选择适量的艾绒，将其制成艾团，放于平板或手掌之上，用拇、食、中三指边捏边旋转边向底面用力，将艾团捏成上尖下平的圆锥体。要求艾炷紧实，能平稳放置。

3. 直接灸法操作

（1）化脓灸法

①放置艾炷：施灸穴位（家兔）局部涂以大蒜汁或凡士林，上置中等大小艾炷。

②点火施灸：用线香或火点燃艾炷，当艾炷燃尽熄灭后，除去灰烬，再重新换另一个艾炷点燃；或不待艾炷燃尽，当其将灭未灭之际，即在余烬上再加新艾炷。

③敷贴淡膏药：灸满壮数后，揩尽灰烬，在灸穴上敷贴淡膏药或用干敷料覆盖，不用任何药物。

（2）非化脓灸法　无瘢痕灸的操作方法与瘢痕灸法基本相同，不同之处在于：点燃艾炷，不等艾火烧到皮肤，当被施灸者刚感到烫时，即将艾炷移去或用压板压灭，以灸完所需灸的壮数，局部发生红晕而不起泡为度。偶发小水泡，但不出现化脓，无需处理。

①安放艾炷：施灸穴位局部涂以大蒜汁或凡士林，上置中等大小艾炷。

②点火施灸：用线香或火点燃艾炷，觉烫后，更换艾炷，用镊子将未燃尽的艾炷移去或压灭，灸完所需灸的壮数。

技术要点：灸穴疼痛，可在该穴周围轻轻拍打，以减轻痛感。

4. 间接灸法操作

（1）隔姜灸法　将新鲜老姜切成约3mm厚的姜片，在中间用针扎数孔，其上安放大、中艾炷，置于施灸穴位上，点燃艾炷施灸。若被施灸者有灼痛感，可将姜片向上提起，或缓慢移动姜片，来分散痛感。

（2）隔蒜灸法

①隔蒜片灸法：取新鲜独头大蒜切成厚约3mm左右的薄片，其余操作方法同隔姜灸法。

②隔蒜泥灸法：取新鲜大蒜适量，捣成泥，摊成厚约3mm左右的薄饼状，饼上放置艾炷，其余操作方法同隔姜灸法。

技术要点：隔蒜泥灸时，可在蒜泥下放置一块纱布，过烫时将纱布提起，离开皮肤；或拉动纱布做缓慢移动，以免烫伤。

（3）隔盐灸法　将纯净干燥的食盐放入脐中，填平脐孔，如患者肚脐凸起或凹陷不明显，可在脐周用湿面围成一圈，再填入食盐，亦可先在盐上放置姜片，上置大艾炷施灸。患者有灼痛，即更换艾炷。

（4）隔附子灸法

①隔附片灸法：将附子用水浸透后，将其切成厚约3mm左右的薄片，并用针扎数孔，施灸方法同隔姜灸法。

②隔附子饼灸法：将生附子切细研末，用黄酒调和，使之稀稠软硬适宜，做成大小适度、厚约4mm的小饼，中间用针扎数孔，施灸方法同隔姜灸法。

5. 训练小结　按下表将训练内容如实地加以记录。

施灸部位	灸法名称	艾炷大小	壮数	灸感

【训练时间】

1.5学时。

二、艾条灸、温针灸法训练

【目的要求】

通过训练，掌握艾条灸、温针灸的操作技术。

【训练内容】

1. 器具准备　艾绒、纯艾条、药艾条、太乙针艾条、雷火针艾条、毫针、75%酒精、消毒棉球、小块棉纸或棉布、火柴、线香等。

2. 艾条灸法操作

（1）悬起灸法　取纯艾条或药艾条1支，点燃后按下述方法施灸。

①温和灸：将艾条的一端点燃后，对准欲灸的腧穴或病所，距离皮肤约2~3cm，固定不移地进行灸烤，以局部有温热感而无灼痛为宜。一般每穴灸10~15分钟，至皮肤红晕为度。

②回旋灸：将艾条的一端点燃后，对准欲灸的经脉与部位，悬于其上方约3cm高处，将艾条在施灸部位上左右往返移动或反复旋转，使皮肤有温热感而不至于灼痛。一般每穴灸10~15分钟，至皮肤红晕潮湿为度。

③雀啄灸：将点燃的艾条对准施灸处，艾条一起一落，时近时远上下移动，状如鸟雀啄食。一般每穴灸5分钟，至皮肤红晕为度。

（2）实按灸法　用加药艾条施灸。

①雷火针灸：在施灸部位铺上6~7层棉纸或布，将“雷火针”艾条点燃后置于施灸部位上约3cm高处，对准穴位直按其上，稍停留1~2秒钟，使热气透达深部；若艾火熄灭，可再点再按，如此5~7次。

②太乙针灸：取太乙神针艾条1支，其操作与雷火针同。

3. 温针灸法操作　按毫针刺法将针刺入腧穴，得气后行补泻手法，留针时，将一团纯净细软的艾绒缠捏在针柄上，或截取一段长约1~2cm艾条插在针柄上，点燃后施灸。待艾绒或艾条烧完后除去灰烬，将针退出。

4. 训练小结　按下表将训练内容如实地加以记录。

施灸部位	灸法名称	艾炷大小	壮数	灸感

【训练时间】

1.5学时。

三、其他灸法训练

【目的要求】

通过训练，掌握灯火灸、黄蜡灸和发泡灸法的操作技术。

【训练内容】

1. 器具准备　麻油、灯芯草、面粉、黄蜡、白芥子、斑蝥、天南星、大蒜、胶布、火柴、线香、家兔、兔台等。

2. 灯火灸法操作 取一长约10～15cm的灯芯草，用一端蘸麻油或其他植物油，浸渍长约3cm左右，点燃后将其对准穴位，迅速接触皮肤，随即可听到清脆的“叭”声，快速将灯芯草移去，如无爆焠之声可重复一次。

3. 黄蜡灸法操作 用湿面粉沿着患部围成一圈，高约3cm，圈外用布围数层，圈内铺切碎的蜡屑1～1.5cm厚，随后用一热源在蜡上烘烤，使蜡受热溶化。蜡凉凝结后，再添蜡屑烘烤灸治，反复到添满面圈为止。灸完在蜡上喷冷水少许，凉后起蜡。

4. 发泡灸法操作 将白芥子、斑蝥、天南星、大蒜等药物粉碎，调制如泥状，做成硬币大小厚薄的小饼，贴敷于家兔穴位上，外覆胶布或敷料，以固定或防止污染衣物。贴后1～3小时，局部会发痒、发红、疼痛，以皮肤起泡为度，除去药物。

5. 训练小结 按下表将训练内容如实地加以记录。

施灸部位	灸法名称	灸感

【训练时间】

1学时。

第三节 拔罐法训练

【目的要求】

通过拔罐法的训练，掌握临床常用的各种拔罐方法及其操作技术，熟悉各种不同拔罐器具的操作。

【训练内容】

1. 器具准备 各种规格的竹罐和玻璃罐、连体式抽气罐、酒精灯、75%酒精、95%酒精、毫针、三棱针、皮肤针、镊子、卵圆钳、甲紫、毛巾、消毒棉球、小纸片、凡士林、火柴等。

2. 燃烧吸定法操作

（1）闪火法 一手握罐体（罐口朝下），另一手用镊子夹住蘸有95%酒精的棉球或闪火器（用细铁丝将纱布缠绕于7～8号粗铁丝的一端并蘸酒精）在酒精灯上点燃后，立即伸入罐内，闪火后退出，速将罐扣于应拔部位，将罐吸附在皮肤上。

技术要点：动作迅速。棉球蘸酒精宜少，且不能沾于罐口，以免烫伤皮肤。

（2）*投火法* 将蘸酒精的棉球或折叠的软质白色纸片（卷）点燃后投入罐内，趁火旺时迅速将罐扣于应拔部位，将罐吸附在皮肤上。

（3）*滴酒法* 用95%酒精或白酒，滴入罐内2～3滴，沿罐内下段至罐底部的内壁摇匀，用火点燃后，迅速将罐扣在应拔的部位。

技术要点：切勿滴酒过多，以免拔罐时流出，烧伤皮肤。

（4）*贴棉法* 将直径约1～2cm的薄脱脂棉片略蘸酒精后，贴于罐体内侧壁中1/3处，点燃后迅速将罐扣于吸拔部位。

技术要点：操作时所蘸酒精必须适量，酒精过多或过少，易发生棉片坠落，且酒精过多还易流淌于罐口，均易引起皮肤烫伤。

3. 沸水吸定法操作 将竹罐放入水中或药液中煮沸2～3分钟，然后用镊子将罐倒置夹起，迅速用干毛巾捂住罐口片刻，以吸去罐内的水液，降低罐口温度（但保持罐内热气），趁热将罐拔于应拔部位，拔后轻按罐具半分钟左右，令其吸牢。

技术要点：操作应适时，出水后拔罐过快易烫伤皮肤，过慢又易致吸拔力不足。

4. 连体式抽气罐操作 先将活塞置于与罐口基本相平，再将抽气罐的罐口紧扣在应拔部位或穴位上，然后将活塞用力往上提，利用双逆止阀产生负压，将罐吸定于应拔部位上。

5. 拔罐法的运用

（1）*闪罐法* 用闪火法将玻璃罐吸拔于应拔部位，随即启罐（取下）．再吸拔、取下，反复吸拔至皮肤潮红，或罐体底部发热为度。为延续温热效应，停止闪罐后，可将罐口向上，以罐底热熨吸拔部位肌肤或留罐3～5分钟。

技术要点：动作要快而准确，并按闪火注意事项拔罐。操作时，温热度以患者舒适、能接受为宜。

（2）*走罐法* 先于施罐部位涂上润滑剂（以凡士林、润肤霜为佳），将玻璃罐口亦涂上油脂，用闪火法吸拔后，稍用力将罐沿着肌肉、骨骼、经络循行路线推拉（罐具前进方向略提起，后方着力），反复运作至走罐区皮肤紫红色为度。吸拔后应立即走罐，否则吸牢后则难以推动。

技术要点：动作轻柔，用力均匀、平稳、缓慢，罐内负压大小以推拉顺利为宜。

（3）*针罐法* 于相关腧穴上针刺得气后留针，再以针为中心拔、留罐，5～10分钟后，至皮肤潮红，启罐、出针。此法不宜用于胸背部，因罐内负压可加深针刺深度，易引起气胸。

（4）*刺络拔罐法* 于施术穴位或患处常规消毒后，用皮肤针或三棱针、注射针、粗毫针点刺皮肤出血，然后拔、留罐，至拔出少量恶血为度。起罐后用消毒棉球擦净血迹。

6. 训练小结 按下表将训练内容如实地加以记录。

拔罐方法	施术部位	吸力大小	留置时间	皮肤血管形态变化

【训练时间】

2 学时。

第四节 不同针具刺法训练

一、三棱针、皮肤针、皮内针法训练

【目的要求】

通过训练，熟悉三种针具的结构及特点，掌握它们的操作方法和技巧。

【训练内容】

1. 器具准备 大、小号三棱针，软柄皮肤针，硬柄皮肤针，麦粒型皮内针，图钉型皮内针，镊子，2%碘酒，75%酒精，消毒棉球，无菌纱布，胶布，家兔，兔台等。

2. 三棱针刺法

（1）*穴位点刺法* 针刺前先用手指推按点刺穴位片刻，使之充血，常规消毒后，左手拇、食指固定点刺部位，右手持针快速直刺 2～3mm，随即出针，然后挤压针孔，使出血数滴，或挤出液体少许，再用消毒干棉球按压针孔。

（2）*散刺法* 局部常规消毒后，根据施术部位的大小，由施术部位外缘环形向中心连续点刺 10～20 针。

(3) *挑刺法*　用上述家兔，局部常规消毒后，左手按压施术部位的两侧或夹起皮肤，使之固定，右手持针，将针倾斜横向刺入穴位皮肤，并将针尖轻轻提高，挑破皮肤约0.2～0.3cm，然后再深入皮下，挑断皮下白色纤维组织，以挑尽为止，然后以无菌纱布覆盖创口，胶布固定。

3. 皮肤针刺法

(1) *持针方法*　硬柄皮肤针，用拇指和中指夹持针柄两侧，食指置于针柄中段的上面，无名指和小指将针柄末端固定在大小鱼际间；软柄皮肤针，将针柄末端置于掌心，拇指在上，食指在下，其余三指呈握拳状固定针柄末端于掌心。

(2) *叩刺方法*　将针具和皮肤消毒后，针尖对准叩刺部位，利用腕力将针尖垂直叩打在皮肤上，并立即弹起，反复进行。保持叩刺的力量、速度、频率均匀一致，动作协调。动作熟练后，再按轻、中、重不同刺激强度加以练习。

技术要点：运用腕力，垂直叩刺，力量均匀，速度一致。

4. 皮内针刺法

(1) *麦粒型皮内针*　常规消毒后，用镊子夹住针柄，针身与镊子垂直，针尖对准穴位，使针身与经脉循行路径成十字交叉，将针沿皮横向刺入皮内，然后沿皮下平行埋入0.5～1cm，再用胶布将留在皮肤外的针柄固定。

(2) *图钉型皮内针*　常规消毒后，用镊子夹住针柄，针尖对准穴位，轻轻用力将针身全部刺入皮肤内，使环状针柄平整留在皮肤外，然后用胶布固定。或先将针柄粘在胶布上，针尖朝上，再用镊子夹住胶布的一角，使针尖对准穴位直刺入皮肤内，按压固定。

5. 训练小结　按下表将训练内容如实地加以记录。

使用针具	针刺部位	局部反应

【训练时间】

2学时。

二、鍉针、芒针、火针法训练

【目的要求】

通过练习，熟悉鍉针、芒针、火针的结构，掌握三者的操作方法。

【训练内容】

1. 器具准备 鍉针、4～5 寸芒针、粗火针、细火针、三头火针、针盘、75%酒精、剪刀、针盘、2%碘酒、酒精灯、火柴、消毒敷料、医用胶布、家兔、兔台等。

2. 鍉针法操作 根据选取的穴位或经脉，将患者或学生置于合适的体位。施术者拇食二指捏持针柄，中指指腹置于针体的中段，针体与按压的部位皮肤垂直。若按压经脉，持续推按 10～20 分钟；若按压穴位，每个穴位持续按压 1～3 分钟。按照弱刺激、强刺激的不同要求练习：

（1）弱刺激 按压用力较小，形成的凹陷较浅，局部有酸胀感，按压部位周围发生红晕，治疗时间较短，按压时结合捻转法。

（2）强刺激 按压用力较大，形成的凹陷较深，局部有胀痛感，并可向一定方向传导，治疗时间较长，按压时结合震颤法。

3. 芒针法操作 选取患者或同学一侧环跳或秩边穴，进针采用夹持进针法。针刺前穴位局部皮肤常规消毒后，刺手持针柄的下端，押手拇食两指用消毒干棉球捏住针体下段，露出针尖，并将针尖对准穴位。当针尖贴近穴位皮肤时，双手配合，迅速刺透表皮，并缓慢将针刺至所需深度。

行针采用捻转法，捻转的角度不宜过大，一般在 180°～360°，行针不能向单一方向捻转，否则针体容易缠绕肌纤维和皮肤，产生疼痛。在运用芒针刺法时，还可采用多向刺法，即芒针针刺到一定深度后，变换针刺的角度和方向。在运用多向刺法时，可根据穴位解剖的不同，用押手的动作改变针刺的角度和方向，以增加刺激强度，并获取不同的针感。

出针的方法是提捻结合，将针尖缓慢提至皮下，再轻轻抽出，边退针，边按压针刺的相应部位，以防出血，并可减少疼痛。如出针后血从针孔溢出，应迅速以干棉球按压针孔，直至出血停止。

4. 火针法操作 将家兔固定于兔台上，选择数个穴位剪去长毛以作标记，并予消毒，先用2%碘酒棉球，再用75%酒精棉球。用火柴将酒精灯点燃，针刺时可左手端灯，右手持针，尽量靠近施针部位，将粗火针、细火针和三头火针分别烧至白亮、通红、微红。烧针后对准穴位垂直点刺，快进快出。出针后，用无菌棉球按压针孔，以减少疼痛并防止出血。如系用烧至白亮的粗火针深刺而针孔较大者，可敷以消毒敷料，并用胶布固定。

5. 训练小结　按下表将训练内容如实地加以纪录。

针具	针刺穴位或经脉	操作要点	局部反应

【训练时间】

3 学时。

第五节　不同部位刺法训练

一、耳针法训练

【目的要求】

通过训练，在熟悉耳郭表面解剖的基础上，掌握常用耳穴的正确定位、诊查方法和刺激方式。

【训练内容】

1. 器具准备　耳穴模型、耳穴探测仪、0.5～1 寸 28～30 号毫针、消毒棉球、2% 碘酒、75% 酒精、皮内针、三棱针、磁珠、灯草、艾条、王不留行籽、胶布、耳压板、镊子、剪刀、针盘、G6805 治疗仪等。

2. 准确定取 20 个常用耳穴　耳中、风溪、坐骨神经、交感、神门、肾上腺、皮质下、对屏尖、胃、大肠、膀胱、肾、胰胆、肝、脾、心、肺、三焦、内分泌、眼等。先观看耳穴模型，并对照耳郭，熟记以上耳穴；再由老师找一学生作示范点穴；然后 2 人一组进行实体点穴。

3. 耳穴诊查

（1）耳穴望诊法

①受检者在检查前不要擦洗耳郭，若耳郭凹陷处有污垢，可用棉球轻轻沿同一方向拭净；不作剧烈活动，安静休息 15 分钟。

②在自然光线下，光线要充足，以拇指和食指捏住耳郭，由前及背，由上而

下，从内至外，顺着耳郭的解剖位置，对耳甲腔、耳甲艇、三角窝、对耳轮等处仔细观察辨认耳郭表皮，然后区别皮内或皮下呈现出各种不同病理反应的特征，如变色、变形、脱屑、血管充盈等。

③发现可疑病理反应区（点）时，宜用食指顶起该反应部位，用拇指对其进行上推、下拉、外展，由紧到松，由松到紧，仔细辨认分析其病理反应的性质、范围，双耳对照观察，然后再综合病症进行判断。

④对皮下或皮内可疑结节、条索状隆起等病理反应，肉眼不能诊察时，用拇指和食指进行推、揉等，以确认其大小、硬度、压痛等，尽量排除假象。

⑤询问病史以助诊断。

（2）压痛法

①保持环境安静，避免暗示；受检者精神放松。

②检查者一手扶耳背，另一手执金属探棒或弹簧探针，用力均匀地逐次按压耳穴，测其痛感，边探压边观察受检者的表情及反应。

③普遍检查：由内向外，或由外向内探压整个耳郭，寻找压痛点，手法必须轻、慢、均匀。

④重点探查：根据问诊和望诊所得资料，在普查基础上，有重点地探查某穴区的压痛点，从该穴区的周围逐渐向中心探压，并与其他耳穴相对照。

⑤将耳穴压痛点结合其他检查综合分析后再做出诊断。

（3）耳穴电测定法

①检查前不要擦洗耳郭使耳郭充血发热，已擦洗者，或运动后，或从寒冷的室外进入室内者等，均需休息15分钟左右，待机体恢复常态后方可测试，以免影响其准确性。

②将探测仪的探笔插入仪器探测孔内。

③打开电源，调整电位器，测出基础电阻，基础电阻值以上耳根或上、下耳根的平均值为基准。调节好仪器的灵敏度，灵敏度以适中为宜（75%左右）。灵敏度过高易出现假阳性，过低则可能会遗漏良导点。

④探测可分全耳郭探测和重点穴区探测，其顺序与压痛法相同。探测时要注意探测极大小、方向、压力轻重和探极接触耳穴时间长短等。患者握紧握极或固定在其内关穴上，术者手握握极在耳郭上由内到外均匀地缓慢探测，也可顺着一个方向探查良导点，必要时可在重点穴位上改变方向探查；当发出嗡嗡声时受试者有灼痛感，即为“阳性点”。探极压力要均匀，接触穴位时间不宜过长，以1~2秒为宜。

⑤一般需作两耳探测，探测一侧后，再测另一侧，并随时记录；待全部探测完毕后切断电源，拔出电极插头，综合病症做出诊断。

4. 耳穴刺激方法

（1）毫针刺法　常规消毒后，术者用左手拇食两指固定耳郭，中指托着针刺部的耳郭，然后用右手拇食两指持针，采用速刺法将针刺入已选定的耳穴处（速刺为快速垂直刺入，力量适中）。在留针过程中可作小幅度捻转，也可将针刺入后不再行针，留针20～30分钟后出针，并用消毒干棉球压迫针孔，以防出血。

（2）埋针法　常规消毒后，左手固定耳郭，绷紧埋针处的皮肤，右手用镊子夹住消毒的皮内针柄，将针刺入所选耳穴皮内，用胶布固定。

（3）压丸法　用75%酒精棉球消毒耳郭后，将王不留行籽贴敷在小方块胶布中央，然后用左手固定耳郭，右手将小方块胶布连同王不留行籽贴敷于所选耳穴处。

（4）温灸法　一般有3种灸法。一用艾条灸，主要是灸整个耳郭或较集中的部分耳穴，将艾条一端点燃后用温和灸3～5分钟即可；二用灯草灸，即将灯草一端浸蘸香油后，点燃并迅速点灸所选耳穴，每次1～2穴；三用卫生线香灸，即将卫生线香点燃后，距耳穴皮肤约1cm，施温和灸3～5分钟即可。

（5）刺血法　先在耳郭上按摩使其充血，常规耳穴皮肤消毒后，术者左手固定在耳郭穴位，右手持三棱针对准耳穴点刺1～2分，刺出血液3～5滴，然后用消毒干棉球拭净血液，按压针孔。

5. 训练小结　按下表将训练内容如实地加以记录。

耳穴	耳穴刺激方法	针感性质和程度

【训练时间】

2学时。

二、头针法训练

【目的要求】

掌握头皮针治疗线的正确定位；掌握头皮针操作技术，包括快速进针、推针，快速捻转和抽添手法等。要求每个同学能达到熟练操作，局部无痛，针体在帽状腱膜下层自如进退及行针。

【训练内容】

1. 器具准备 头皮针模型、皮尺、1～1.5 寸 28 号毫针、2% 碘酒、75% 酒精、消毒棉球、镊子、针盘等。

2. 准确定取头皮针治疗线 先由老师找一学生对头皮针治疗线进行实体定位，然后 2 人一组进行相互定位。

3. 头皮针针刺操作

（1）针刺前准备 取坐位或卧位，选定头皮针治疗线后，局部剪去少许头发，如不去头发则需注意进针避开发囊（发根）。局部先用 2% 碘酒消毒，再用 75% 酒精脱碘消毒。选用已消毒的 1～1.5 寸 28 号毫针。

（2）进针及推针

①刺手持针，将针尖与头皮呈 15°～30°夹角快速刺入头皮下。

技术要点：要求进针无痛，避开发囊、瘢痕处。

②推针法：刺手持针，拇、食指尖捏住针体下半部，中指紧贴针体末端，沿皮将针体快速推进至帽状腱膜下层。当针体在该层时，指下阻力减小，无阻力与疼痛感，如此则可迅速推针至 0.5～1 寸处。

技术要点：针体与头皮一定要保持 15°～30°夹角。针体必须在帽状腱膜下层。如有疼痛或指下阻力，应停止推进，稍退出后改变角度方向再行推进。

（3）快速捻转手法 针体进入帽状腱膜下层后，在一定深度时固定针体，不能上下移动。要求术者肩、肘、腕关节和拇指不动，食指呈半屈曲状态，用食指第一节桡侧面和拇指掌侧面捏住针柄，利用食指掌指关节的伸屈动作，使针体快速旋转。如此动作达熟练程度时，频率可达每分钟 200 次左右。捻转持续 1～2 分钟，留针 5～10 分钟，重复 2～3 次，再出针。

技术要点：速度快，频率高，易激发远端病所针感，局部胀痛轻微。针体保持原位，上下不移动。

（4）抽添手法（小幅度提插）

①抽提法：针体进入帽状腱膜下层后，将针体平卧，用刺手拇、食指紧捏针柄，押手按压进针点以固定头皮，用爆发力将针迅速向外抽提 3 次，然后再缓慢地向内退回原处（推至 1 寸处），以紧提慢插为主。如此反复行针 1～2 分钟。

②进插法：针体进入帽状腱膜下层后，将针体平卧，用刺手拇、食指紧捏针柄，押手按压进针点以固定头皮，用爆发力将针迅速向内进插 3 次，然后再缓慢地向外退回原处（提至 1 寸处），以紧插慢提为主。如此反复行针 1～2 分钟。

技术要点：针体抽提或进插幅度小，约 0.1 寸左右。针体上下提插，不左右转动。用肩、肘、腕力量带动持针之手，如此可运气于指，达到效果。

（5）**电针刺激** 进针后亦可用脉冲电针仪在主要刺激区通电以代替手法捻针，频率可用200~300次/分钟，波形及刺激强度根据病情及耐受性而定。

（6）**留针和出针**

①留针：一般留针30分钟左右，其间可行针2~3次，亦可不行针。留针和行针时，可配合肢体活动或按摩导引，亦可意守丹田，以加强效果。

②出针：待针下无滞涩感，可缓慢将针退至皮下，再快速拔出毫针。起针后即用消毒干棉球按压针孔片刻，以防出血。

4. 训练小结 按下表将训练内容如实地加以记录。

头皮针治疗线	针刺手法	针刺角度方向和深度	针感性质和程度

【训练时间】

2学时。

三、腕踝针法训练

【目的要求】

通过训练，掌握上下6对进针点的位置和腕踝针的操作技术。

【训练内容】

1. 器具准备 已消毒的1.5寸28~30号毫针、棉球、棉球缸、针盘、镊子、血管钳，75%酒精、2%碘酒等。

2. 准确定取上下6对进针点的位置 先由老师找一学生对上下6对进针点进行实体定位，然后2人一组进行上下6对进针点的定位。

3. 腕踝针操作 先由老师找一学生在某一进针点进行腕踝针操作演示，然后2人一组相互操作训练，具体步骤如下：

（1）选择已消毒的28~30号1.5寸毫针。

（2）进针点常规消毒。

（3）进针点针刺操作：术者用押手固定进针点并拉紧皮肤，刺手拇指在下，食、中指在上持针柄，针与皮肤呈30°角，快速刺入真皮下，然后向前推进约1.2~1.4寸，不行针，针下有松软感，但无酸、麻、胀、重感为宜。如针下出现酸、麻、胀、重等感觉时，说明针刺过深，此时应采取调针法，将针退至皮下，再行向前推进，至无上述反应为度。

（4）留针20～30分钟后出针，并用消毒干棉球按压针孔，以防出血。

4. 训练小结 按下表将训练内容如实地加以记录。

进针点	针刺角度方向和深度	针感性质和程度

【训练时间】

2学时。

第六节 电针法训练

【目的要求】

通过脉冲电针仪的操作实习，熟悉仪器的性能，掌握操作规程，了解仪器使用中的有关注意事项。

【训练内容】

1. 器具准备 G6805型电针治疗仪、WQ1002韩氏多功能电针治疗仪和SDZ－Ⅱ型华佗牌电针治疗仪、各种规格毫针（或一次性毫针）、针盘、镊子、2%碘酒、75%酒精、生理盐水、消毒棉球（或棉签）、纱布等。

2. 示范操作

（1）在应用脉冲电针仪之前，复习电针法的有关内容，熟悉仪器性能、用途和使用方法，并详细阅读说明书，严格遵守操作规程和注意事项。

（2）示范脉冲电针仪的操作程序和注意事项。

3. 学生练习 每次使用电针仪治疗前，应当检查旋钮位置，如电源开关是否在“关”的位置，输出强度旋钮是否在零位（无输出）。

（1）选择好适当的波形和频率，将旋钮置于相应位置，逐一体验不同刺激强度和波形的不同感受，并且如实填写实践记录。

（2）连接电极：根据刺激的方法不同，可分为三种。

①针刺后通电：选择穴位并消毒，如足三里、曲池、内关等，使用消毒毫针（或一次性毫针），针刺穴位“得气”后，把脉冲电针仪上每对输出的2个电极

分别连接到2根毫针的针柄上。单穴电针时，可将另一电极接在用水浸湿的纱布上作为无关电极，固定在同侧经脉循行路线的皮肤上。

②皮肤片状电极：对穴位进行皮肤接触式电刺激（TENS），即将金属电极片或导电橡胶电极片固定在选取的穴位皮肤表面，在电极与皮肤接触处涂以导电膏或淡盐水。

③皮肤锥状电极：用皮肤锥形金属电极对穴位进行皮肤接触式点状电刺激（SSP），多用于毛发浓密处穴位。锥形金属电极尖端尽量准确置于穴位点上，皮肤表面涂以导电膏，妥善固定。

（3）接通电源：根据波形和电流强度的不同，调节选定波形，并逐渐调整输出电流至所需要的电流强度。强度由小到大，至受试者出现能耐受的酸麻感为佳。如果个别受试者感到刺激强度不够时，可采取叠加法（即串联接法）。具体应根据病性、病情、患者耐受性而定，可分为强、中、弱三种：

①强刺激：通电后肌肉收缩明显，针感强，伴疼痛。适用于瘫痪和某些慢性疾病。

②中刺激：通电后即出现肌肉收缩，无痛感。适用于大多数疾病。

③弱刺激：通电后无肌肉收缩可见，亦无痛感。仅适用于痉挛性瘫痪和眼周穴位的治疗。

（4）通电时间：根据病情、患者耐受性和选择的波形等决定。一般疏波、疏密波为5~15分钟，断续波为5~20分钟，连续波可达30分钟。在治疗过程中，人体经过一段时间的通电刺激后会产生适应性，感到刺激逐渐变弱。这时应适当增加刺激强度和改变频率，以保持相对恒定的刺激量，也可采用通电-断电-通电的刺激方法。

（5）治疗完毕后，应首先缓慢旋转输出强度旋钮回到零位，然后切断电源，撤去导线电极，退出毫针。

（6）训练小结：按下表如实记录训练内容。

使用仪器	针刺穴位	治疗方式	刺激强度	治疗时间

【训练时间】

2学时。

第七节　腧穴其他刺激法训练

一、穴位注射法训练

【目的要求】

通过实习，使学生掌握穴位注射法的操作方法和技术，了解操作注意事项。

【训练内容】

1. 器具准备　75%酒精、2%碘酒，2～10ml 注射器、5～7 号注射针头、镊子、消毒棉签、生理盐水、10%葡萄糖注射液、灭菌注射用水。

2. 操作方法

（1）根据注射剂量的需要，选择合适的一次性注射器，将灭菌注射用水抽吸好备用。

（2）取适当体位，充分暴露注射部位，局部皮肤常规消毒。

（3）采取无痛快速进针法将针刺入穴位皮肤下，进针后缓慢插针或上下提插以探寻“针感”，得气后回抽若无回血，即可将药液推注入穴内。推注药物的速度应根据病人体质而定，体弱者慢注，体强者快注，一般多采用中等速度推注药物。

（4）推药完毕，缓慢退针至皮下，再快速拔出，然后用消毒干棉签按压。

（5）根据不同情况，选择不同药物进行穴位注射法。

（6）带教老师先示范操作一遍。

3. 操作要点

（1）严格无菌操作，防止感染。

（2）注射前先向学生说明水针的特点和注射后的正常反应。指导学生学会调节水针刺激量的方法。

（3）注意培养学生养成认真、仔细检查注射药物所有情况的习惯，如药物性能、药理作用、剂量、配伍禁忌、过敏反应、毒副作用、药物有效期、药液是否有沉淀变质等。特别要提醒同学们注意，中草药制剂也可能引起过敏反应，不要盲目乐观。

（4）穴位注射过程中，一旦出现触电感，要立即退针，切忌反复提插，以防损伤神经干。

4. 训练小结　按表格要求如实记录训练内容。

注射用药	注射剂量	针刺穴位	注射反应

【训练时间】

1学时。

二、穴位敷贴、激光照射法训练

【目的要求】

通过学习，使学生掌握穴位敷贴及激光照射法的操作方法和技术，了解操作注意事项。

【训练内容】

1. 器材准备　75%酒精、2%碘酒、水、食醋、凡士林、蜂蜜、生大蒜、白芥子末、甘遂末、斑蝥末、雄黄末、药钵、消毒敷料、医用胶布、镊子等、He－Ne激光腧穴治疗仪。

2. 操作方法

（1）穴位敷贴法

①取适当体位，充分暴露敷贴部位，局部皮肤常规消毒。

②捣蒜泥敷贴中脘、天枢等穴；或取甘遂末置于胶布中央，敷贴脾俞、外关等穴；或取吴茱萸醋调成糊状，敷贴涌泉、神阙等穴；或取白芥子末以生姜汁调制成药饼，敷贴肺俞、定喘等穴；或取斑蝥末、雄黄末，以蜂蜜调制药丸敷贴患部等。

③敷药后，需用消毒纱布或干净布块认真覆盖，再加胶布固定或绷带束紧。

④注意观察敷药后的反应，要及时记录。

⑤敷贴刺激性强、毒性大的药物时，选穴宜少、药量宜轻、时间宜短、面积宜小，以免引起不良反应。

⑥带教老师先示范操作一遍。

训练要点：治疗前，先向学生说明穴位敷贴法的特点和治疗后的正常反应；学会用溶剂调配敷贴药物的干湿度，因为过干、过稀都贴不稳；学会换药，可先用消毒干棉签蘸温水或各种植物油，或石蜡油轻轻揩去粘在皮肤上的药物，擦干后再敷药。

（2）激光照射法（He－Ne激光腧穴治疗仪）

①使用前必须仔细检查激光器（如地线是否接好、有无漏电及混线等问题），然后方可使用，以免发生触电或烧毁仪器。

②选择适当体位，充分暴露出照射部位。治疗时嘱被照射者避免直视激光束，以防损伤眼睛。

③将电流调整旋钮置第二或第三档上，打开电源开关，此时指示灯亮，激光管发出橘红色的光束。若启动后激光管不亮或出现闪辉现象，提示启动电压过低，应立即断电，并将电流调节旋钮沿顺时针方向转1～2档，停1分钟后再打开电源开关。切勿反复多次开闭电源开关，以免引起故障。

④调整"定时调节旋钮"至所需时间，将激光束对准治疗部位，同时打开计时开关，计时指示灯亮。当达到治疗预定时间计时器会自动鸣响报告。

⑤调整电流，使激光管发光稳定后，将激光束的光斑直接垂直对准穴位照射，光源距皮肤8～100mm，每次选穴为2～4个，每穴照射5～10分钟，共计照射时间一般不超过20分钟。

⑥在使用激光器时，将电流调节至6mA较为安全。治疗时可以间断使用激光器，持续使用时间最长不宜超过4小时，以免损坏激光管。治疗完毕后及时关闭电源开关。

3. 训练小结 按表格要求如实记录训练内容。

选用药物或器材	选用穴位	贴药或照射时间	反应

【训练时间】

1.5学时。

三、穴位磁疗、埋线法训练

【目的要求】

通过学习，要求学生掌握穴位磁疗及埋线法的操作方法和技术，了解操作注意事项。

【训练内容】

1. 器材准备 磁片、医用胶布、剪刀、CS401型立地式磁疗机；腰椎穿刺针（或9号注射针头、28号2寸长剪去针尖的毫针）、消毒的羊肠线、消毒纱布（或创可贴）、针盘、镊子、2%碘酒、75%酒精、消毒棉球（或棉签）、家兔、兔台、0.5%～1%盐酸普鲁卡因、剪刀。

2. 操作方法

（1）穴位磁疗法　取适当体位，练习磁片的单置法、对置法、并置法。

（2）CS401型立地式磁疗机的操作

①为患者选择恰当体位。

②调整磁头位置对准治疗部位。

③打开电源开关，调节输出电压旋钮至所需电压值。

④治疗过程中，切记将机头紧密平行接触于治疗部位，这是本法的操作要领。

⑤一般每个穴位或部位治疗5～15分钟，最长治疗时间不超过30分钟。

⑥治疗完毕按相反顺序关闭机器，并将机头取下。机头保护罩要用75%酒精擦拭消毒。

⑦机器马达要避免空转，以减少碳刷磨损，更换治疗部位时要先将输出电压调节至零位。

（3）穴位埋线法

①常规消毒局部皮肤。

②镊取一段约1～2cm长已消毒的羊肠线，放置在腰椎穿刺针针管的前端，后接针芯。

③左手拇食指绷紧或捏起进针部位皮肤，右手持针，刺入到所需深度，当出现针感后，边推针芯，边退针管，将羊肠线埋植在穴位的皮下组织或肌层内。

④针孔处敷盖消毒纱布。

也可用9号注射针头作套管，28号2寸长的毫针剪去针尖作针芯，将00号羊肠线1～1.5cm放入针头内埋入穴位，操作方法同上。

3. 训练小结　按表格要求如实记录训练内容。

选用器材	选用穴位	磁场强度或埋线时长	磁疗时间或埋线效果

【训练时间】

1.5学时。

第二章 考核

第一节 毫针法、灸法考核项目（100分）

<table>
<tr><td rowspan="3">选穴定位</td><td rowspan="3">2</td><td colspan="2">定位准确</td><td rowspan="3">体位</td><td rowspan="3">2</td><td colspan="2">舒适持久安稳</td><td rowspan="3">消毒</td><td rowspan="3">3</td><td colspan="3">消毒方法正确</td></tr>
<tr><td colspan="2">取法正确</td><td colspan="2">便于正确取穴</td><td colspan="3">消毒范围全面</td></tr>
<tr><td colspan="2">操作熟练</td><td colspan="2">便于针刺操作</td><td colspan="3">步骤规范，操作熟练</td></tr>
<tr><td rowspan="5">选针</td><td rowspan="5">2</td><td rowspan="3">针具检查
态度认真
方法正确</td><td>针尖</td><td rowspan="5">持针姿势</td><td rowspan="5">2</td><td colspan="2" rowspan="2">方法正确</td><td rowspan="5">进针手法</td><td rowspan="5">10</td><td colspan="2">①单手进针</td><td>方法正确</td></tr>
<tr><td>针身</td><td rowspan="4">双手进针</td><td>②爪切</td><td>押手运用好</td></tr>
<tr><td>针柄</td><td colspan="2" rowspan="3">姿势自如</td><td>③夹持</td><td>手法熟练</td></tr>
<tr><td rowspan="2">选择毫针
规格适宜</td><td>长短</td><td>④舒张</td><td>与选穴选针正确结合</td></tr>
<tr><td>粗细</td><td>⑤提捏</td><td>角度、方向、深度正确</td></tr>
<tr><td rowspan="6">行针基本手法</td><td rowspan="6">12</td><td rowspan="2">①提插</td><td rowspan="2">方法正确</td><td rowspan="6">行针辅助手法</td><td rowspan="6">8</td><td>①循法</td><td rowspan="6">运用恰当
方法正确
操作熟练
效应明显</td><td rowspan="6">针刺得气</td><td rowspan="6">5</td><td colspan="3" rowspan="2">针感明显，基本无痛</td></tr>
<tr><td>②弹法</td></tr>
<tr><td rowspan="2">②捻转</td><td rowspan="2">操作熟练</td><td>③刮法</td><td colspan="3" rowspan="2">针感一般，痛感轻微</td></tr>
<tr><td>④摇法</td></tr>
<tr><td rowspan="2">③平补平泻</td><td rowspan="2">应用自如</td><td>⑤飞法</td><td colspan="3" rowspan="2">没有针感，痛感明显</td></tr>
<tr><td>⑥颤法</td></tr>
</table>

项目	分值	内容	要求	项目	分值	内容	要求	项目	分值	要求
单式补泻手法	10	①徐疾 ②提插 ③捻转 ④呼吸 ⑤开阖	方法正确 操作熟练	复式补泻、飞经走气法	12	复式补泻：①烧山火 ②透天凉 飞经走气：③青龙摆尾 ④白虎摇头 ⑤苍龟探穴 ⑥赤凤迎源	方法正确 操作熟练	出针	2	操作方法正确 配合补泻恰当 出针后注意事项：核对针数 患者休息 保持针孔清洁
艾炷灸	10	①艾炷制法 施灸方法：②直接灸 间接灸：③隔姜 ④隔蒜 ⑤隔盐		艾条灸	10	悬起灸：①温和灸 ②雀啄灸 ③回旋灸 ④实按灸	方法正确 动作熟练	温针灸	10	制作技术熟练 施灸方法正确

第二节　毫针法、灸法考核评分细则

姓名________年级专业________学号________ 得分________

选穴定位				体　位				消　毒			
标准分			实得分	标准分			实得分	标准分			实得分
2				2				3			
2	1	0.5		2	1	0.5		3	2	1	

选　针				持针姿势				进针手法			
标准分			实得分	标准分			实得分	标准分			实得分
2				2				10			
2	1	0.5		2	1	0.5		10	8	5	

行针基本手法					行针辅助手法					针刺得气				
试题序号	标准分			实得分	试题序号	标准分			实得分	试题序号	标准分			实得分
	12					8					5			
	12	8	4			8	5	2			5	3	1	

<table>
<tr><td colspan="5">单式补泻手法</td><td colspan="5">复式补泻、飞经走气手法</td><td colspan="5">出　针</td></tr>
<tr><td rowspan="2">试题序号</td><td colspan="3">标准分</td><td rowspan="2">实得分</td><td rowspan="2">试题序号</td><td colspan="3">标准分</td><td rowspan="2">实得分</td><td rowspan="2">试题序号</td><td colspan="3">标准分</td><td rowspan="2">实得分</td></tr>
<tr><td colspan="3">10</td><td colspan="3">12</td><td colspan="3">2</td></tr>
<tr><td></td><td>10</td><td>7</td><td>4</td><td></td><td></td><td>12</td><td>8</td><td>4</td><td></td><td></td><td>2</td><td>1</td><td>0.5</td><td></td></tr>
<tr><td colspan="5">艾 炷 灸</td><td colspan="5">艾 条 灸</td><td colspan="5">温 针 灸</td></tr>
<tr><td rowspan="2">试题序号</td><td colspan="3">标准分</td><td rowspan="2">实得分</td><td rowspan="2">试题序号</td><td colspan="3">标准分</td><td rowspan="2">实得分</td><td rowspan="2">试题序号</td><td colspan="3">标准分</td><td rowspan="2">实得分</td></tr>
<tr><td colspan="3">10</td><td colspan="3">10</td><td colspan="3">10</td></tr>
<tr><td></td><td>10</td><td>8</td><td>5</td><td></td><td></td><td>10</td><td>8</td><td>5</td><td></td><td></td><td>10</td><td>8</td><td>5</td><td></td></tr>
</table>